# MAINTAIN YOUR BRAIN



# 面對失智的勇氣

僅將本書獻給那些友善的老澳洲人，他們在我成為醫學研究人員的時候，歡迎我到他們家中，並允許我調查、摸索、激盪以及量測他們的大腦，不但沒有太多抱怨，還總是為我端上一杯熱茶。

# 前言

失智症是一種令人聞風喪膽的疾病，一開始是針對患者本身來說，而後是對於整個家庭而言。這是因為失智症會奪取我們的記憶，然後蠶食我們的人格並奪取個人的自立能力，最後剝奪我們對身體的掌控。我們害怕自己一生的成就、學問和經歷，有一天會變成嬰兒般無法自立的狀態。在親朋好友之間，比起有尊嚴地安享晚年，我們發現自己活在一個無法言明和理解的世界裡，被陌生的人們注視著、餵養著、清潔著，並告訴我們該做什麼，甚至是幫我們擦屁股。

我們能做些什麼來遠離失智症呢？本書正是為了回應這個棘手的問題而寫，而這個問題也常常在我的公開演說中被觀眾問到，顯示一般大眾在面對失智症時，對於網路和媒體的資訊抱有某種程度的不滿，人們想要的是他們可以信任的資訊。因此我希望在明確勾勒出我們對於失智症成因的理解（與不理解）之處後，還能列出預防失智症所能做的部分，藉由對於疾病的自我掌握來取代某些焦慮的感受。

好消息是，現今人們主要罹患的失智症形式大多不是來自先天，有些失智症的主要危險因子其實是可以加以改變的，所以想要把患病的風險降到最低，我們能做的有很多。

在過去的十年中，我幾乎都在學習、研究老化與失智症，期間有出現兩項革新。其一是，人們發現血管疾病是直接導向阿茲海默症的危險因子，有些研究人員甚至聲稱阿茲海默症可能其實「就是」一種腦部的血管疾病。這個發現開啟了一種藉由促進血管健康來降低罹患失智症之風險的可能。這個耐人尋味的想法其實有很多面向，所以本書的某些章節將會深入探討這個主題。

其二則是一項貨真價實的突破，因為教科書上「成人無法再生新的腦細胞」的教條已經逐漸而廣泛地被推翻了。現在我們知道成人腦內本身就存在得以增生**神經元**（**neurons**）的神經幹細胞（neural stem cell），許多研究人員，包括我在內，都嘗試駕馭這個增生過程來研發出未來阿茲海默症的療法。

然而，這本書是關於「**預防**」，因為醫學上，沒有什麼比「預防勝於治療」更為真實。因此，我早在研究中就對「活潑有趣的人不易失智」的現象感到興趣。於是在研讀了數千組高度與低度心智活動者的比較資料之後，我驚訝地發現，心智活動主導了近百分之五十的差異。所以這種心智活動與失智症之間的關聯將是本書後半段的主題。

對於沒有時間或意願讀完本書的讀者，結論就是：避免罹患失智症的最佳方式，就是要常保血壓正常，並提升心智活動的多元和複雜程度，尤其是在退休之後，同時也別忘了運動與社交活動。當然，沒有任何特定的行為能保證你不會患病。至於其他降低罹患失智症的具體建議，你還得繼續讀下去。其實本書可能就是預防失智的第一步：閱讀這個行為本身正是防止失智的必須實踐。

在此，我要將最誠摯的感謝獻給耐心讀完並給出建議完善本書的親友：爸媽、凡妮莎（Venessa）、梅爾 P（Mel P）和蘇菲亞（Sophia）。親愛的奇蘭（Kiran），謝謝你給予鼓勵和回饋，以及你在「健腦餐計畫」中的卓越貢獻。我還要特別感謝我的同事亨利．布羅達帝（Henry Brodaty）和阿德瑞恩．威索爾（Adrienne Withall）為本書貢獻了獨立的段落，也謝謝東尼．卓姆（Tony Jorm）教授、凱倫．庫蘭（Karen Cullen）、可迪普．夕都（Kuldip Sidhu）、蘇．庫爾勒（Sue Kurrle）和卡爾．柯曼（Carl Cotman）提供了直接而貼近的引用。並（再一次）感謝母親提供的漂亮科學插圖。最後我要特別感謝柏敏德．薩奇德夫（Perminder Sachdev）教授，他在我學術生涯中給予了無與倫比的指導，我虧欠他太多了。

最後我要跟那些好奇的讀者或那些希望給一般實踐者有用建議的人說，基由於我身為醫生和心理學家的背景，我認為在一些主要的地方備注至少一個科學依據是很重要的，因此，在這些參考資料裡你可以找到相應的學術醫療文獻。如果你想更進一步了解，任何一間好的圖書館，應該都幫能取得這些文獻。記得，**改變想法（心智）永不嫌晚**，祝你好運！

## 第10章 把一切綜合起來



## 附錄

# 第1章　什麼是失智症？

## 「失智症」指的是什麼？

雖然大部分的人都認為自己對於**失智症**（dementia）為何有直覺上的認識，但真的被問到時，給出的答案卻總是讓我感到驚訝：「人只要到了一定的年紀，每個人都會得到失智症。」「失智症表示精神失常、總是迷路、失去記憶、個性轉變。」雖然這些想法每個都是事實的一部分，但卻沒有一個是完全正確。而且驚訝的是，這種層次的混淆也反映在學術圈裡，每隔幾年就會有講者在學術會議中跳出來指正「失智症」的定義不全或不精確，又或者兩者皆是。

有一部分的問題是因為失智症其實是一長串生物事件（biological event）中的最後階段，而且有許多不同的可能出發點。以跟**阿茲海默症**（Alzheimer's Disease, AD）有關的失智症為例，研究人員已經研究阿茲海默症超過一個世紀，而它造成腦部改變的獨特模式也已經被了解得相當透徹，這部分在下一章會有進一步的說明，那是腦細胞逐漸損傷並萎縮的「**緩慢過程**」（*slow process*），而且總是從大腦很接近頭顱底部的相同地方開始。

比較一下阿茲海默症和西方國家常見的另一種主要失智症——**血管性失智症**（Vascular Dementia, VaD），血管性失智症肇因於中風，也就是腦部的某個部分突然失去血液供給，導致腦細胞的損傷和死亡。因此這種失智症始於腦部的「**突發傷害**」（*sudden injury*），而且中風的位置並非都很重要，在某些人身上，各種中風的位置和程度都有可能在未來的某些時刻導致失智症。

所以兩種截然不同的大腦路徑卻會造成相同的結果——失智症，那麼，當神經學家和精神科醫生提到這種「狀況」時，指的是什麼呢？

以白話文來說，失智症是一個人的智能出現明顯且持續的退化，而且可能到了嚴重影響日常生活的程度。因此失智症和你我可能經歷的智能衰退不同，舉例來說，我們可能因為發高燒或嚴重脫水而精神錯亂，這是因為我們體內的生物調控機制受到了**暫時**的干擾，影響了我們的精神狀況，所以如果我們用抗生素來治療感染或打點滴補充水分，我們的精神狀況便會恢復正常。然而不幸的是，現下的失智症是一種無法治療且不可逆的情況，而且失智症其實常常是一種**漸進式**的疾病，一旦開始了，只會惡化，不會好轉。

## 失智症跟思覺失調症和憂鬱症有什麼不同？

敏銳的讀者可能會問：「那麼，思覺失調症[1]和憂鬱症的情況又如何？如果它們造成嚴重心智功能退化的話，算不算是失智症的一種呢？」有趣的是，第一個在一八九六年有系統性地描述思覺失調症的德國精神科醫生埃米爾．克雷珀林（Emil Kraepelin），稱思覺失調症為「**早發失智症**」（*dementia praecox*）或「早發性失智症」（precocious dementia）。他注意到患有思覺失調症的年輕人和患有失智症的老人在臨床上有相似之處。然而我們現在知道，它們的相異之處遠大於相似之處。舉例來說，思覺失調症所造成的腦部變化相當不同於阿茲海默症及血管性失智症的變化。更重要的是，很多思覺失調症患者在經過適當的治療後，都能在家庭和社會裡正常過活。

憂鬱症就更加有趣了，因為老年人的憂鬱症會表現得非常類似於失智症，所以有時甚至會用「**假性失智症**」（pseudodementia）這個詞來形容。可能就像你所知道的，憂鬱症最主要的特點就是一股席捲而來的悲傷和絕望，所以這怎麼會和失智症搞混呢？憂鬱症在某些老人身上似乎會表現得非常不同於壯年人，比起明顯的情緒悲痛，他們會伴隨更顯著的社交孤立與精神功能障礙，原因至今不明，但在我的經驗中，現在老一代的人裡，有很多人經歷過第二次世界大戰，他們的禁慾和簡樸的特性多少跟這個現象有關。

我們都認同，當一個人的情緒低落時，他的心智功能也會受損，然而在臨床上的憂鬱症下，它的影響甚至會大到無法進行正常的生活。因此憂鬱症在老年人身上可能會與失智症極為相似而導致誤診。這樣的牽涉可能會有深遠的影響，因為憂鬱症是可以治療的，所以診斷成失智症的憂鬱症可能會對個人及家庭造成許多不必要的痛苦，也可能因此錯過了正確的治療。

另一個難題會出現在失智症的早期病程，當患者開始意識到自己患病，以及患病可能導致的種種後果時，對於過去的自己，以及自己將來會變成的樣子，這之間的落差可能會令人非常痛苦。當你知道自己的智能會明顯衰退時，出現沮喪反應是人之常情，因此失智症**和**憂鬱症**同時出現**也是相當可能，而且會相互影響造成惡化。正因為如此，在新診斷的失智症患者身上，一定要同時注意有沒有罹患憂鬱症。

所以診斷醫生可能會面臨三種可能：單純的失智症、失智症加上憂鬱症，或是非典型的憂鬱症（假性失智症）。這樣灰暗不明的情形，有時候只能透過抗憂鬱藥物[2]或「持續觀察」的方式來判定。幸運的是，無論是經由時間還是透過恰當的治療，絕大多數的憂鬱症以及它所伴隨的心智受損都能獲得解決，這就是老年人的憂鬱症與失智症的根本差異：失智症不會好轉。

---

1 譯注：舊稱精神分裂症。

2 譯注：判定方法是在患者身上嘗試性地使用抗憂鬱藥，如有效果則代表患有憂鬱症，反之則無。

## 認知領域和失智症的診斷

到目前為止，我們只是用比較一般性的說法來描述「心智功能」。然而，正如我們所見，不同的腦部疾病都有可能導致失智症，所以在疾病初期，可能會影響到不同的**認知領域**（cognitive domains）。認知領域是心智功能的子系統，負責融合以生成智能思考、行為和語言。

神經心理學家（neuropsychologists）用各種可能的測試來測量一個人在不同領域的長處和短處，這些領域在下一個探索失智症的章節中會變得很重要，其中涵蓋：

- **記憶（Memory）**：我們能夠儲存並回想起關於事件、人物、地點（情節記憶，episodic memory）、知識（語義記憶，semantic memory）以及連續性肢體動作（程序性記憶，procedural memory）的能力。
- **注意力（Attention）**：我們能夠專心於手邊特定的某項工作，或者同時專心於兩項或兩項以上工作的能力。
- **問題解決（Problem solving）**：我們能夠適應新的狀況、克服挑戰，或者想出替代解決辦法的能力。
- **節制（Inhibition）**：我們能夠抑制原始的「直覺性」反應，並認真思考狀況，然後從許多可能的選項中採取最合適的回應。

## 失智症是多嚴重的問題？

樂觀估計，澳洲有二十二萬人罹患失智症，每年照護這些人的直接醫療費用超過三十二億美元。不可思議的是，近期由輝瑞公司（Pfizer）所做的一項調查發現，澳洲成年人當中有百分之四十七的人有一個患有失智症的親人或朋友。

因此失智症是現在最急迫的社會和醫療問題之一。從歷史脈絡來看，可以很清楚知道我們為什麼會面臨這個問題。在十九世紀末的美國，感染是成人最主要的死因，而且當時成年人的平均壽命只有四十七年。阿茲海默症和血管性失智症大多是**晚發性**（*late-onset*）疾病，通常在六十歲後才會發病。因此，在二十世紀初，只有很少數的人剛好處於失智症的發病年齡範圍，所以失智症沒有成為重大的問題。

上個世紀帶來了許多重大的變革，其中最重要的莫過於健康方面，其中乾淨的水源供給，加上公共衛生和抗生素的巨大貢獻，延長了已開發國家國民的壽命。另外，澳洲人的平均壽命在五十年前不過是七十歲，而今天則是八十歲，這樣的壽命增加有很大部分是來自心血管疾病的突破性認識和治療。舉例來說，三十年前，心臟病是原本健康之人（otherwise healthy individuals）的最主要死因[3]，但在接下來的二十年內，腦部退

3　譯注：這裡「原本健康之人」的死因，與一般所認知的十大死因不同。

化疾病（degenerative brain diseases）成了頭號死因，其中阿茲海默症和血管性失智症占了絕大部分。

造成這個現象的原因，毫無疑問是失智症的最大危險因子：年紀增長。人在六十幾歲時，罹患失智症的機率少於百分之五；然而到了八十幾歲時，便躍升到百分至二十五。因此，我們社會的平均年齡很快就會來到每四個人之中就會有一個罹患失智症的階段。這是特別令人不安的結果，因為這表示我們之中有許多人會死於持續而不知不覺的精神摧殘，而不是突然死去。這也表示我們在度過餘生時，待在療養院或在家裡接受重度照護的機率將會變得很高。

## 人口統計學的預測

戰後的嬰兒潮即將邁入六十或六十歲以上的失智症好發年齡層，對於這點已經有很多相關的論述。究竟罹患失智症的機率是否真有增加？我們又是否應該擔心？以上兩個問題的答案都是肯定的。

最新的流行病學資料指出，失智症的罹患率現在正要開始攀升。舉例來說，從一九九三年到二〇〇二年之間，失智症在澳洲的盛行率增加了百分之三十。而且根據ORYGEN研究中心和墨爾本大學精神醫學部（Department of Psychiatry）的教授安東尼・卓姆（Anthony Jorm），這個問題會開始惡化。卓姆教授是澳洲最被景仰的心理衛生人口研究者之一，他說：「失智症患者的數量隨著人口年齡的增長而穩定增加，但卻還沒有達到最高峰。當戰後嬰兒潮來到八十歲左右，將出現一次失智症的大流行，除非我們能夠採取一些預防措施。」[4]

德勤經濟研究所（Access Economics）所建立的經濟學模型指出，如果將現在失智症的發生率解讀為快速增長的戰後嬰兒潮群組，那麼每年在健康上的花費比例，將會在一個世代內從現在占國內生產總值（GDP）的百分之零點五增加到百分之三[5]。簡而言之，在接下來的三十年內，失智症案例的增加將導致政府破產的風險，這是真正需要關注的問題。從目前的情勢推測，如果不是失智症患者會嚴重缺乏照護，就是其他更重要的預算會被壓縮。

然而，這似乎是醫療進步的代價：我們成了自己成功治療人類主要疾病的受害者。難道我們的集體宿命是屈服於流行性的「腦衰竭」並讓其他人遭遇經濟上的災難嗎？前景真的如此淒涼嗎？

---

4 Professor Anthony Jorm, Department of Psychiatry, University of Melbourne. Conversation with the author, 23 October 2006.

5 Access Economics, *The Dementia Epidemic: Economic impact and positive solutions for Australia*, Canberra, 2003.

幸運的是，有幾個可能性可以扭轉未來。第一，我們總有希望能夠發現有效的治療方法，而且現在正有許多種藥物在進行臨床試驗。因此政府和研究臨床失智症及其基礎的贊助機構是延續我們基本生活方式的關鍵。在這方面，澳洲在沒有任何好理由的情況下遠遠落後於美國，對於失智症的相關研究，北美人每年平均花費三百美元在國民身上，而澳洲則是十五點四美元。如果你對此不滿，就寫信向當地的國會代表投訴吧！

比較悲觀的看法是，現在肥胖、糖尿病以及體能活動不足的盛行，實際上可能表示澳洲人的平均壽命在一百年內將首次縮減。長期來看雖然這可能會讓罹患失智症的人數減少，但這卻不是什麼值得慶賀的事情。

不過樂觀一點想，姑且不論有沒有找到有效的治療方式，我們已經擁有用來應對的完整科學知識，能讓我們加以實行，藉此來降低罹患失智症的機率，而這其實就是我寫這本書的動機。接下來我們將會提到七個新興領域以及其中所發現的預防連結。基本上，我們會探討兩個主題：身體健康和失智症的連結，以及心智運動和失智症的連結。在這部分的基本原則就是，越早開始這些預防性的改變越好。所以我會鼓勵讀者去了解行動、不行動背後之於個人與社會的義涵，並**從今天開始按照建議行動吧！**

在我們開始進行失智症預防的科學和藝術之前，我們首先必須理解兩種主要失智症形式——阿茲海默症和血管性失智症——的相似與相異之處。我們將會討論到這兩種失智症的情況分別會是如何，以及研究人員認為他們在生物學上發生了什麼事。

# 第2章 失智症的主要種類

## 阿茲海默症

一九〇六年，愛羅斯・阿茲海默（Alois Alzheimer）博士對一個五十一歲女病患奧古斯特・迪特（Auguste D）的案例給了如下的描述：

……記憶力的弱化變得明顯……她……感到完全的迷惑（disoriented），常常說她不知道（自己發生什麼事了）……她的記憶極度失序。如果給她看些東西，她可以正確認出它們，但不久之後她就什麼都不記得了。[1]

當他在為女病患驗屍時，透過顯微鏡檢視她的大腦，注意到她的大腦遍布著大量的「斑塊」或不正常的蛋白質累積。在觀察幾位擁有相似臨床問題的病患大腦後，阿茲海默博士創造了「阿茲海默症」（Alzheimer's Disease, AD）這個詞，最後在一九一〇年時收錄於醫學詞彙當中。

## 關於阿茲海默症我們知道什麼？

現在我們對阿茲海默症有更多的了解，其中包含一些典型的病程和相關的腦部改變。正如阿茲海默博士自己的觀察，阿茲海默症的初始表現為記憶問題。在發病初期，當事人通常會不斷弄丟家裡的一些重要東西（不止是鑰匙或遙控器），而且情況會變得困擾惱人，開始影響日常家務的完成，對於方向的記憶也受到影響，從附近的商店回家開始變成一項挑戰。等當事人開始認不出所愛的人們時，家人會變得很擔心，並在一開始試著要去隱藏或最小化這個錯誤。於是事情漸漸變得更糟，當事人要找到想說的語彙變得非常困難，平凡的對話也變得不再可能。對於久遠事務和個人重要事件的記憶，還有對世界大事的基本認識以及人際關係都崩潰了，最後當事人能不能夠安全生活都成了疑問。到了這個階段，曾經波瀾不驚的老人可能變得非常情緒化，甚至兇暴帶有侵略性。他們可能開始聽到或看到一些奇怪的東西，此時通常暗示著艱困的家庭決定，看是要開始尋覓護理之家還是療養院。進入護理之家後，阿茲海默症患者的壽命通常不超過五年，病患最後常常會因為他們逐漸擴大的行動障礙以及免疫功能的降低而死於胸腔感染，又或者只是因為他們的大腦已經無法再維持身體的重要生理機能。

在這些敘述中我們可以發現，記憶問題是阿茲海默症的核心特徵，尤其是在早期的

---

1 Translation by Manuel B. Graeber, *Brain Pathology*, 1999,9:237-40.

階段，然後疾病開始進展到影響計劃以及解決問題的能力，並伴隨深切的人格問題和節制上的困難。在晚期阿茲海默症的病人身上，也有可能出現精神病發作。因此阿茲海默症很明顯會經過幾個階段，一開始會表現出**健忘症候群**（amnestic syndrome），然後是全面性的認知障礙，到了重症階段則是無法獨立過日常生活。

## 診斷阿茲海默症

上述的患病模式在阿茲海默症患者身上有高度的一致性，因此，研究人員傾向於使用制式的標準來做臨床診斷，這樣在關於治療和預後（prognosis）的報告出來時，我們能確信我們所講的是同一件事情。制式的阿茲海默型失智症診斷標準如下：

- **客觀記憶缺損，以及一個以上的認知領域障礙**。客觀測試通常是讓受試者完成神經心理學測驗後，將其結果與同年齡層的正常人做比較。
- **心智功能出現明顯退化**。如果一個人總是在認知領域表現不佳的話，這就不能納入評估。但如果這個人的認知範圍從相當優異退化到平均以下，那麼對這個人來說，就算是缺損。
- **認知困難干擾了日常機能**。許多年長者會認為自己的記憶功能有問題，但這樣「對於記憶的抱怨」和客觀記憶的表現並沒有強烈的關聯。比較好的指標是，一個人的記憶表現是否干擾到了工作、人際關係和日常的家務。

- **問題的狀況是慢性且漸進**。個人或家人已經觀察到這些困難已經持續好幾個月，而且有惡化的傾向。
- **排除其他暫時性的醫學因素**。正如一開始所提到，我們智能的短期退化有許多可能的潛在原因，例如感染、脫水或是代謝異常。在考量阿茲海默症的診斷之前，每種可能性都需要經過適當的評估來加以排除。

從以上的敘述可以清楚看到，阿茲海默症可能對患者的家人、朋友以及照顧者帶來巨大的衝擊。亨利．布羅達帝（Henry Brodaty）教授是澳洲最受景仰的阿茲海默症臨床醫生和研究人員之一，他在國際間帶領這個領域來認識失智症給家庭和照顧者帶來的衝擊。阿茲海默症患者的照顧者本身在醫療和心理保健兩方面出問題的機率都會增高，因此普通科醫生（general practitioners, GPs）和其他衛生專業人員需要保持警覺，照顧那些身邊所愛罹患阿茲海默症的人的身心健康。關於這個主題的更多資訊以及如何給予阿茲海默症患者更好的照護，請見第六章的「聚焦」單元。

## 是什麼導致阿茲海默症？

說到底，我們還是不知道造成阿茲海默症的原因，如果用電視上的熱門犯罪節目來比喻，我們已經讓犯罪現場附近的嫌疑犯排在一起以供指證，而他們似乎都有犯罪動機，但我們卻找不到犯案凶器，更別提決定性的鐵證。我們其實有找到旁證，但整個案件卻嚴密得令人困惑。

關於阿茲海默症病程的正統理論，將原因歸咎於阿茲海默博士最初觀察發現的相同異常斑塊。這個結果看起來好像顯而易見：人們變得癡呆，我們檢查他們的大腦，然後看到大量平常不存在的黏性塊狀蛋白質，所以我們把兩者連結在一起。但這些斑塊是什麼構成的？他們又是怎麼出現在那裡的？

阿茲海默症的斑塊是由一種稱為「**β 澱粉樣蛋白**」（beta-amyloid）的蛋白質以凝結扭曲的方式累積而成。在罕見的**早發性**（*early-onset*）阿茲海默症中，失智症好發於五十歲之前，在阿茲海默症的整體比例中占不到百分之五，但是卻引起了科學家的廣泛興趣，因為它跟特定的基因變異有關（請見第五章文末的「聚焦」單元）。舉例來說，我們每個細胞的細胞核裡都帶有二十三對染色體，而二十一號染色體的變異跟 β 澱粉樣蛋白的大量異常生成有關，特別是在某些早發性阿茲海默症患者身上，會具有一個不正常的基因，在製造異常劑量的澱粉樣蛋白前驅蛋白（amyloid precursor protein, APP），這種蛋白質貫穿將近所有腦細胞的細胞膜兩端（請見第五章的圖 4），會在細胞內被酵素切碎而生成β澱粉樣蛋白，然後分泌到腦細胞之間的空間，稱為「**細胞外空間**」（extracellular space）。之後這些原始的β澱粉樣蛋白會轉變成許多型態異常的集合體，最後累積成為纖維狀β澱粉樣蛋白，也就是我們顯微鏡下看到的斑塊（請見圖1）。這種變異也可以在許多唐氏症患者的身上看到，他們的二十一號染色體比一對多一個，罹患早發性阿茲海默症的風險較高。

這個阿茲海默症的「**澱粉樣蛋白假說**」（amyloid hypothesis）表示纖維狀的β澱粉樣蛋白對腦細胞具有**直接**的**神經毒性**（neurotoxic），會毒害神經，又或者這些阿茲海默症的斑塊會令大腦啟動免疫反應，在想要清除這些斑塊卻徒勞的情況下，造成有害的發炎反應，因此**間接地**毒害神經。然而，要注意的是，絕大多數的阿茲海默症患者（大於百分之九十五）都是**晚發性**的類型，而且就目前所知，大都不是遺傳性疾病，因此我們沒有辦法確定那些在早發性阿茲海默症上看到的改變與晚發性阿茲海默症上發生的狀況有任何關連。

有一個競爭的假說指出，雖然斑塊普遍存於阿茲海默症患者的大腦，但它們的分布似乎與患者症狀所對應的腦部區塊不相符。就拿阿茲海默症最初一貫的記憶問題來說，我們似乎很自然就會認為第一個受影響的區域是大腦的記憶中心——**海馬迴**（hippocampus）。海馬迴（在希臘文中指海馬）的結構是奇怪如摺疊香腸般的形狀，位於大腦底部深處，對所有哺乳類的正常記憶功能來說非常重要。我們每個人都有兩個海馬迴，一個在左邊，一個在右邊，兩個彼此緊密相連。

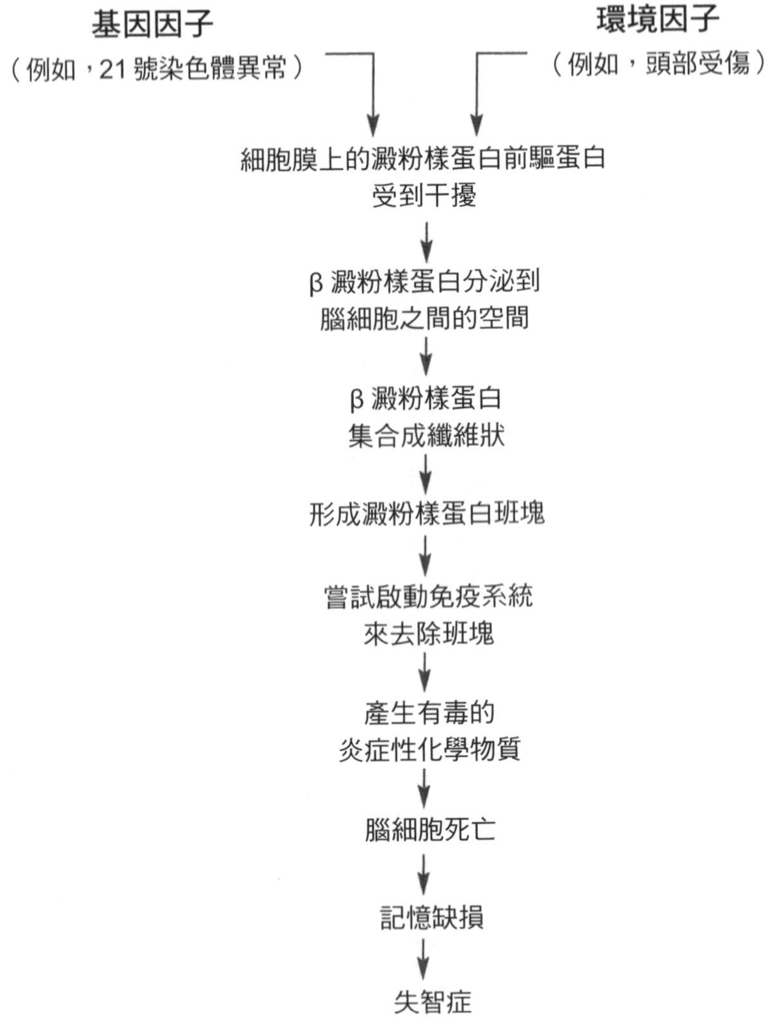


**圖 1**

這個典型的「澱粉樣蛋白假說」是呈現與阿茲海默症相關之失智症的發展。

然而當我們檢視罹患**早期**阿茲海默症的老年人大腦時，我們在他們的海馬迴裡往往看不到β澱粉樣蛋白的斑塊，反而看到另一種稱為「**神經纖維纏結**」（neurofibrillary tangles）的相異病狀出現在腦細胞裡，跟發現於細胞外空間的斑塊剛好相反。這些纏結跟斑塊一樣，也是由一種異常扭曲的蛋白質所構成，但在早發性阿茲海默症的案例中，指的是tau蛋白（tau-protein）[2]。研究人員曾記錄下一種典型的模式，即纏結先出現海馬迴裡，然後才擴展到大腦周圍的皮質區，最後再散布到大腦的所有區塊。這個模式具有一種傾向，會複製我們在阿茲海默症患者身上看到的症狀模式，一開始是記憶問題，而後是整體的認知缺陷，最後是腦衰竭。

一九八〇年代，一場有史以來橫跨醫學和科學的最大規模論爭因此登台上演：β澱粉樣蛋白理論的支持者「B派」（baptists）對上了tau理論的支持者「T派」（tauists）[3]！這場尖酸刻薄又眼界狹隘的論爭，可以在領域內喧囂幾十年，對冷靜的觀察者而言，至少可以說是令人訝異。但究竟誰是對的？對每個參與其中的人來說，不幸的可能是「兩邊應該都不對」。

2　譯注：音同「濤」，故又譯「濤蛋白」。

3　編按：這場兩派之爭，有人把它戲稱為「浸信會教徒」與「道教徒」之爭，因為「B派」的原文「baptist」與浸信會教徒的「Baptist」拼法相同，但後者需大寫；而「T派」的「tauist」則是音似於道教徒的「Taoist」，不過要注意的是，除了同樣需要大寫，拼法也不同。

在尋找阿茲海默症的根本肇因時，要面對的一部分問題是整個時間軸相當地長。那些死於阿茲海默症的患者，到了驗屍研究的時候，通常都已經是重症，因此我們看見的只是這個疾病在最後階段的一瞥。所以在阿茲海默症的領域裡流傳著一個說法：「墓碑能訴說一個人死於何時，卻無法辨別其死因。」因此，海茲海默症的病程可能開始於症狀出現的好幾年前，而且更早於來到驗屍的時候。這樣看來，斑塊和纏結都有可能是來自幾十年前開始的非常不同進程，是神經學上的「墓碑」或終點，它們可能其實都只是無辜的旁觀者，而真正的肇事者早就已經逃逸了。

更令人擔憂的是，在那些直接檢驗患者生前其斑塊或纏結與其認知狀態之間的**交互作用**（correlation）——或者說是關係強度——的少數研究當中，其關聯是非常薄弱的。而且，比起將阿茲海默症患者的大腦與正常人的相比，如果我們反過來調查整個人口的認知狀態，並且查看他們死後的大腦，我們會看到非常不同的狀況。「認知功能與老化研究」（Cognitive Function and Ageing Studies, CFAS）[4]是英國這類研究中最大規模的計畫之一，以劍橋為研究範圍[5]，其結果發現，有超過百分之三十的人擁有中度到重度程度的斑塊或纏結，但一**輩子都沒有失智**。

如果病狀和臨床狀況之間沒有清楚的關係，那麼到底發生了什麼事？簡而言之，大腦超級複雜！（因為這個主題本身很容易就可以寫一本書）在不過度深究細節的情況下，至少牽涉到兩個重要因素。第一，我們目前對大腦的理解指出，負責思考、感受和理解等更高階認知功能的**腦細胞之間**有高度複雜的機能性**聯繫**，而阿茲海默症會中斷這些聯繫。因此如果我們觀察**突觸**（synapses）——腦細胞之間的連結——受到的損傷和臨床狀況之間的交互作用，我們會看到更清楚的交互作用：研究顯示，阿茲海默症的臨床表現有大約百分之五十可以用細胞間突觸的損傷來解釋。

因此，阿茲海默症的研究之路最近改為特別聚焦在β澱粉樣蛋白或纏結何時中斷突觸功能，還有如何中斷，以及如果β澱粉樣蛋白或纏結中斷了突觸功能。對我來說，我相當樂見這樣的改變。舉例來說，如果把β澱粉樣蛋白從大腦清除對突觸的數量沒有任何影響，而臨床狀況也因此沒有任何影響，那麼作為治療策略，從這個角度進一步探求，可能會浪費時間和資源。

第二，大腦喜歡遵守牛頓的第三運動定律——每個作用力都有大小相同方向相反的反作用力。所以當大腦受了一些小傷，破壞了一些突觸，新的突觸往往就會生成，這個過程稱為「**突觸新生**」（synaptogenesis），而且不止發生在原地，也會發生在其他地方。因此兩個假設性個體的大腦可能有相同程度的β澱粉樣蛋白或纏結，但其中一個的**補償性突觸新生**（*compensatory synaptogenesis*）可能會比另一個來得多，所以顯露出較

---

4 MRC CFAS. Pathological correlates of late-onset dementia in a multicentre, community-based population in England and Wales. *Lancet* (2001) 375:169-75.

5 編按：CFAS是以英國人口為基礎的大規模研究，對象為六十五歲以上的老人。

少的認知問題。有趣的是，正如我們會在第七和第八章看到的，一輩子保持心智活躍可能是增加我們大腦補償能力以對抗早發性阿茲海默症的關鍵方法之一。

你有可能已經注意到，當我們在談論阿茲海默症時，我們實際上是在兩個不同的層面上討論兩件事情：大腦的病狀和臨床的症狀。病狀是那些阿茲海默博士在一個世紀前首次指出的腦內變化種類，包括 β 澱粉樣蛋白斑塊和纏結。然而，人們普遍更感興趣的是如何預防**與阿茲海默症有關的失智症**，也就是從記憶缺損漸漸發展成完全失能的症候群，而這就是臨床症狀的層次。在這兩個層次之間顯然有一個巨大的知識落差，而我們已經探索了突觸的連繫有可能是兩個層次之間的關鍵橋梁。

我們現在來看另一種失智症——血管性失智症，其生物性的改變和臨床的症候群之間同樣存在令人費解的關聯性。

## 血管性失智症

### 關於血管性失智症我們知道什麼？

血管性失智症在開發中國家是最常見的失智症肇因，但在已開發國家則是位居阿茲海默症之後的第二常見肇因。在**中風**（stroke）之後，有大約百分之二十到三十的人會在第一年內出現血管性失智症。中風是指大腦突然短暫失去供血的緊急醫療狀況，主要有兩種形式，缺血性（ischaemic）和出血性（haemorrhagic）。前者的狀況是通往大腦的血管被持續累積的脂肪堆積阻斷，或者突然被上行的血栓或脂肪斑阻斷，而卡住窄小的血管造成血流供應不足。至於另一個出血性中風則是因為血管的突然破裂而令下行的血流供應不足。

中風的急性症狀主要跟腦內血流受阻的位置有關，然而，有一些常見的症狀包括突然失去語言能力、臉部或身體的半邊虛弱、一邊的強烈手腳發麻，或者突然去協調或平衡。一般而言，如果上述的任何症狀發生在一個老人身上，都應該視為中風，直到確認為其他病因為止，而且要盡快叫救護車送急診治療。會如此緊急有部分是因為有可靠的證據顯示，從中風到送醫治療前所花的時間是用來評估中風後身體失能程度的主要指標。

然而，血管性失智症和中風戲劇性的短期影響沒有太多關聯，它通常在中風後幾個月，甚至一年，等身體的影響已經完全消失，或者在物理治療或職能治療下維持穩定的狀態，才會偷偷摸摸地出現在病人身上。就像其他失智症一樣，首先出現認知上的症狀，然後漸漸發展成整體的心智功能缺損以及對日常生活的無能為力。

由雪梨神經精神研究院的柏敏德．薩奇德夫（Perminder Sachdev）教授所主導的研究指出，記憶往往**不是**最先受到影響的，在血管性失憶症患者身上，一開始出現的認知問題，最常見的反而是關於問題解決、注意力以及節制。[6] 伴侶常常反映的是當事人比平常更加情緒化，例如，較年長的堅忍男性有時會沒來由地哭泣。血管性失智症患者很難專注於手邊的工作，所以像計劃一週經費這樣複雜的工作也變得難以執行。一般而言，當事人似乎會變得更為魯莽及粗心，會脫口說出不適當的言論，有時行為舉止也不被社會接受。當事人的思路會變得難以捉摸，而且其對話會涵蓋許多令人沮喪的迂迴、曲解以及轉折。通常出現在血管性失智症中的精神問題，像是憂鬱和興趣缺乏（apathy），會比阿茲海默症常見。

血管性失智症的病程也比阿茲海默症來得難以捉摸。有些人在第一年會退化得相當多，然後維持相對穩定；其他人則是漸漸持續惡化。我們還不確定那些中風後受到重大損傷的人裡，一年後會有多大比例的人持續退化。在那些情況惡化的人裡，如果無法在家安全生活，就會被安置到護理之家，因為缺乏組織以及不穩定的行為有時會導致非常骯髒的居住環境。而那些維持穩定的病患，其缺陷有時可以經由增加社會服務的次數以及伴侶或家人的珍貴照護而獲得包容。就算是晚期的血管性失智症，病患的長期記憶是被相對被保留下來的，這表示病患可能會短暫清醒過來，讓我們有珍貴的機會能夠窺見病患在疾病覆蓋下的「真實面」。儘管如此，轉移到護理之家後，病患的預期壽命在預後評估中卻相當短暫，頂多幾年，甚至有可能比阿茲海默症還短。

## 是什麼導致血管性失智症？

一開始的中風顯然在血管性失智症中扮演重要的角色；然而跟大部分的臨床神經科學一樣，事情並非一開始看到的那麼簡單。第一，無論是中風的嚴重性或發生的位置似乎都跟後來發生的認知障礙層面沒有太大的關聯。因此這也呼應到了先前談論阿茲海默症時，臨床和病狀之間的薄弱關聯。第二，中風有許多不同的種類、範圍以及嚴重性，但似乎全部都會使人容易罹患血管性失智症。最後，雖然確認有發生過中風是診斷血管性失智症的正式標準之一（不然標準幾乎和阿茲海默症一樣），但是這並沒有考慮到有許多老年人並不自知已經中風或隱瞞中風之事，即「**不自覺型中風**」（*silent stroke*），因而衍發出血管性失智症。

因為潛藏的**腦血管疾病**（cerebrovascular disease）中含有巨大的異質性，這讓許多理論學者不禁質疑「血管性失智症」這個詞本身就是一種誤導，所以有許多替代說詞已被提倡，包含「血管性認知障礙」（vascular cognitive impairment）、「腦血管性失智症」（cerebrovascular dementia）、「小血管性失智症」（small vessel

6 P.S. Sachdev, H. Brodaty, M.J. Valenzuela, L. Lorentz, J.C. Looi, W. Wen and A.S. Zagami, 'The neuropsychological profile of vascular cognitive impairment in stroke and TIA patients,' *Neurology*, 23 March 2004, 62(b): 912-9.

vascular dementia）、「白質腦病」（leukoencephalopathy）等等。不過可以肯定的是，一定範圍的腦血管疾病確實牽連其中。即使是年齡超過五十歲、完全健康沒有損傷的人，其大腦幾乎都會呈現出某種程度上的腦血管疾病，特別是在大腦中央的**腦室**（ventricles）附近。這些形狀不尋常的結構當中充滿了腦脊髓液（cerebrospinal fluid, CSF），而腦脊髓液基本上是由水組成，並浸泡著大腦和脊髓。

再來看更高層級的狀況，有些人會有一個或一個以上的小型中風區域（直徑小於一點五公分），而有些人的白質區則會有比較分散的腦血管疾病。腦內的**白質**（white matter）指的是複數的粗束**軸突**（axons），或是將腦細胞連結在一起的聯絡性連結。這些軸突在肉眼下看起來是白色的，因為他們周邊圍繞著絕緣的脂質。還有些人可能有更嚴重的白質疾病，導致大量的腦細胞死亡，而有些人的中風區域也可能出現明顯的死亡組織。雖然一定範圍的腦血管疾病本身提供了潛在的嚴重性，但血管性失智症顯然是隨機出現，有時候跟大中風有關，有時候卻是跟極微的白質疾病相關。

所以，怎麼會這樣呢？有一個比較複雜的假說認為，在大多數（如果不是全部）的腦血管疾病中都有一個普遍的特徵，就是連結腦內深層結構與前額葉（frontal lobe）的白質神經纖維束（white-matter tracts）遭到了中斷。前額葉，正如其名，就是位於大腦前半部皮質區中最大的部分。大腦這區域的正常功能跟注意力、問題解決和節制有關—這些認知領域正好在血管性失智症裡似乎特別容易受到影響。

跟阿茲海默症相關的失智症一開始會表現出與海馬迴病症相關的健忘症候群，而血管性失智症一開始則可能會出現前額葉正常功能損傷的**額葉症候群**（*frontal syndrome*）。大腦前額的部位到底出了什麼錯其實並不清楚，舉例來說，到底是突觸的損傷，還是腦細胞間的白質聯繫受到傷害，沒有人知道。又或者其實沒有真正的血管性失智症存在，而只是各種中風引起的認知症候群（stroke-cognitive syndrome）？為什麼種類相異的廣泛血流問題，都會以相同的形式破壞前額葉功能，目前同樣不清楚。

就像我們在阿茲海默症上看到的一樣，大腦似乎有種將功能最佳化的自然需求，因此每個人彌補中風造成之傷害的能力都有所不同。另外，在阿茲海默症中，複雜的心智活動似乎是中風後長期認知表現的重要決定因素，而隨之出現的補償性突觸新生，也成了**任何腦損傷**（*any brain injury*）後我們理解表現的一般原則。這個主題在第七章和第八章將會有更多的敘述。

最後或許也是最引人入勝的故事轉折，是日益增加的科學研究報告，把腦血管疾病跟阿茲海默症之病狀直接連結在一起。這樣的研究是失智症研究在過去十年內所出現最令人振奮的部分之一，因為研究表明經由治療以及改正血管性的危險因素，我們可以**同時**降低罹患血管性失智症**和**阿茲海默症的風險。我們將在第三章到第七章中探討這部分的某些細節。

## 聚焦 「炸魚薯條」的案例研究

我第一次見到G先生是在清晨時分的急診室，他進來時因為髖部骨折，臉上一副不知所措的樣子，而且耳朵裡有一些薯條。他身著睡衣和一件睡袍，還有一雙只有老人才會喜歡的花格子圖樣拖鞋。在那個階段很難從G先生身上得到任何真實的資訊，除了「你不是義大利人吧？」和「滾開好嗎？不然我給你好看！」

他顯然很痛，而且因為血液滲進骨折處而造成脫水——這些都是讓年長者產生暈眩、困惑和失序的合理原因。在做了應急處理後，我們開始嘗試問出他是誰，以及他為什麼會把自己搞到急診室裡。經過一段時間和親切的照護後，G先生平靜下來，告訴我們他的名字和一堆不同的可靠地址，並解釋他那時想吃些「炸魚薯條」。

在接近早上十點時，非常擔心G先生的家屬來了，由他的兒子帶頭。至此，與阿茲海默症有關的失智症診斷變得相當顯而易見。G先生的兒子解釋說，家人們一直試圖說服父親搬到有監管的護理之家「一段時間」。根據他們的說明，G先生以前當過牛奶工，後來成為報亭老闆，也曾在第二次世界大戰時為國效力。他一直都是一個平凡、可愛的爺爺，但就在幾年前，他開始出現表達上的找字困難，而且越來越嚴重。根據他兒子的說法，G先生的情況在太太過世後變得更糟，他開始經常重複問題和句子，並忘記事先安排好的約會和家庭活動。

大約兩個月前，有警察聯絡上家裡的人，G先生被發現「迷路」而且在路上閒晃。這件事敲響了警鈴，他們了解到他應該得到了失智症。G先生一定具有非常強勢的個性，因為即使在那時候，他還是拒絕搬出他的家。家人開始每天輪流承擔責任，確保他有吃飽、穿好還有好好洗澡等等。根據他們的說法，雖然他仍然保有一些個性，主要是他著名的固執，但他的「真實面」似乎慢慢消失了。G先生記得的如果不是他們的名字和意義，至少他還確實認得家人們的臉。

從我們拼湊出來的結果得知，G先生在深夜感到飢餓，所以就直接出門，結果摔倒造成髖部骨折。但我們終究沒有搞懂他是怎麼在深夜的那個時間找到薯條。

令人難過的是，G先生所鍾情的深夜點心揭露了他的不幸，他在一週內死於骨科手術的相關併發症。可想而知，家人極為悲痛，想著如果當時對父親果決一點，結果可能會不一樣。但我至今納悶的是也許命運已經給了他們較輕微的傷害。

# 第3章　有健康的心就有健康的腦

## 血流與腦功能的關聯

平心而論，人體在休息時，沒有一個部位比大腦消耗更多的能量。大腦細胞需要經由具有驚人複雜性的突觸連結來相互溝通，而且為了讓信號得以傳遞，訊息會以神經編碼的形式送出。這種編碼是以「**頻度**」（*frequency*）的語言來編寫：帶電的脈衝會經由神經元的軸突纖維（axonal cables）一路向下傳遞，然後在**突觸接合區**（synaptic junction）傳遞於細胞之間。以能量來說，這種傳遞訊息的方式非常耗能。大自然的工程或許美好，但它同樣需要高昂的維護成本，從我們低血糖時，思緒會變得多麼「渾濁」就可明白。

如果我們把一個人的大腦細胞看作一顆小電池，當細胞流出的帶正電分子多於允許流回的數量，在細胞膜的內外就會產生一個「**電位差**」（*potential difference*）或電壓。而頻度訊息會擾亂電壓，並使這種擾動像波一樣，沿著細胞長長的軸突纖維傳遞，而這就是命令腳趾頭蠕動的動作指令如何在少於五十毫秒內從你的頭傳遞到你的腳。

單一細胞的跨膜電位差是可以測量的，而且可以達到七十毫伏，這相當於橫跨微小如六奈米（一奈米即為百萬分之一公釐）的距離中，就有七十毫伏的電位差。一個一般電視機大小的神經元會帶有**二億伏特**的電位差，這非常令人吃驚！因為當天空與地面之間的電位差達到五千萬伏特時，就有可能形成閃電。有些科學家認為這低階的神經元是地球上電壓最密集的代表。為了要維持腦內各細胞如此高的跨膜電壓，數以兆計的微小離子幫浦必須超時工作，把帶電分子移出細胞，也正是這些離子幫浦消耗了大腦所需的絕大部分能量。

因此，在神經系統的世界裡，儘管我們會因為各種原因而消耗葡萄糖，但最重要的是要維持大腦一千億細胞一個穩定、可靠的高跨膜電壓。為什麼？如此一來，在有需要的時候，每個細胞便可以經由一個非常不可思議的過程來聯絡彼此，藉此加以調控我們的基本身體機能、警覺、情緒、思考以及幻想。

所以不難看出，一個良好而乾淨的能源供給對大腦的正常運作來說有多麼重要。同樣地，就像任何引擎一樣，每個腦細胞都需要清除它的廢物，於是每個腦細胞都需要提供穩定的葡萄糖和氧氣以供燃燒，也要能清除二氧化碳（$CO_2$）。而實現的唯一方法就是透過大腦的血液供給，也就是專業術語上的「**腦血管分布**」（cerebrovasculature）。

大腦的血液供給從心臟這個充滿血液、而且血液中富含氧氣和葡萄糖的地方離開後，會沿著主動脈的軟管向上流到頸部，並在此從**主動脈**分支成兩條大的**內頸動脈**

（*internal carotid arteries*），然後當血液妥善進入腦內後，頸動脈還會再分支成三條主要動脈，接著又分支成更小的小動脈，最後再分成無數把細小的微血管。每個腦細胞經由直接接待在富含營養的微血管網絡旁而獲得了葡萄糖、氧氣、維生素以及其他必需化合物的供給。之後整個過程會反轉，小靜脈會把廢物和殘餘物帶進比較大的靜脈，然後這些比較大的靜脈會再匯集成離開的主要頸靜脈，把其耗盡氧氣的血液留置於心臟右側。這些次級、營養缺乏的深色血液會在通過肺臟時恢復活力[1]，重新帶著氧氣和能量進入心臟左側，再次展開循環。

你就算不是腦科學家，也能明白，當正常的血流與營養供給受到任何嚴重的阻礙，對大腦功能都是有害的。然而心臟健康和心理健康之間的關聯，直到最近十到十五年內才受到重視。就這麼簡單，成果卻是革命性的。

## 血管健康與血管性失智症

讓我們先從顯而易見的部分談起。定義上，血管性失智症是一種發生在某些中風患者身上的失智症，其中大約有四分之一的患者會發生，而且在已開發國家也是第二常見的失智症類型，在開發中國家則是最常見的。因此，要預防血管性失智症，首要之務就是預防中風。從這裡我們就可以看到大腦與心臟之間的第一個連結關係：大部分跟**心血管**（*cardiovascular*）疾病相關的相同病狀也都跟**腦血管**（*cerebrovascular*）疾病有關，因為它們都相同血管系統的一部分。

脂肪膽固醇的沉積、斑塊、凝塊以及發炎的過程，這些都是大家現在所熟知，會引發心臟疾病、心絞痛和心臟病發作的肇因，而且也會形成於大腦主要血管的更上游處。當心臟有一條主要血管被移動的斑塊堵塞，我們會感受到**心肌梗塞**（myocardial infarction）的疼痛，也就是**心臟病發作**（*heart attack*）。當同樣的情況發生於大腦的中大腦動脈時，我們就會突然不能講話、走路或理解這個世界。這是因為大腦掌控這些功能的區域在失去能量供給後開始壞死，所以醫學術語把中風稱為「**腦梗塞**」（cerebral infarction）並非偶然。

所以要避免血管性失智症的最好辦法，就是從根本之處避免中風，而這就需要我們在平日盡量避免罹患血管疾病。而且我們早就知道該怎麼做了！即使是最樂觀的人，當自己的健康問題浮上檯面，他們也會意識到部分五大血管危險因子：抽菸、肥胖、壞**膽固醇**（cholesterol）[2]、糖尿病以及高血壓。

因此，為了把自己罹患血管性失智症的機會減到最低，你需要減少腹部脂肪並規律

---

1 譯注：此處主要指的是氧氣，而非其他營養。

2 譯注：指低密度脂蛋白膽固醇。

運動，還要檢查自己的膽固醇、血糖以及血壓。後面我們會用一整個章節來討論一部分這些「**可控危險因子**」（*modifiable risk factor*），因為它們和失智症的關聯超乎我們想像。讓我們在此簡單歸納一點：如果你在中年常保良好的體態和健康，晚年中風的機率會減少一半，所以你也**比較不會**罹患血管性失智症。

## 都市傳說：抽菸能預防失智症

此時我們需要澄清一個蔚為流傳的誤解，那就是抽菸不知為何可以避免罹患失智症。一些早期研究的確表明如此，在非常高齡的人群中，那些日常抽菸者罹患失智症的機會似乎比較低。然而，這些非常高齡的人群研究卻存在一個稱作「倖存者效應」（survivor effect）的現象問題。九十幾歲或者更高齡的人群顯然是非常健壯的個體，而且可能帶有一連串有利於長壽的基因，能讓他們更不易罹患心血管疾病**和**失智症。既然我們知道抽菸通常會導致早死，那這究竟又是怎麼一回事呢？可能是這些身上帶有「倖存者基因」的癮君子——也就是那種抽菸、喝酒並做盡不利健康之事，卻還活得好好的人——已經從那些死於五、六十歲的「一般」抽菸族群中正向選汰出來了（positively selected）。

無論如何，現在答案更加明白了。澳洲國立大學的卡林·安絲蒂（Kaarin Anstey）教授挑選了十九份排除倖存者效應的高品質人口研究並追蹤結果多年[3]，發現抽菸的年長者與不抽菸者相比，會增加八成罹患失智症的機會。所以正如抽菸作為心臟疾病和心臟病發作的糟糕危險因子，抽菸也是中風和失智症的危險因子。顯然，如果你想避免罹患失智症，你就不該抽菸。

## 血管健康與阿茲海默症

我們已經見識到了心血管疾病與血管性失智症之間的直接關聯，但心血管疾病和阿茲海默症又是如何呢？這正是失智症領域中最熱門也最具爭議的主題之一。

我們在第二章介紹了澱粉樣蛋白斑塊——形成阿茲海默症其中一個主要特徵的變異——如何形成的正統理論。你會發現，在所謂的「澱粉樣蛋白連鎖反應」中，沒有任何階段和心血管疾病（cardiovascular disease, CVD）有所牽連。這種傳統思維現在面臨了多方面的挑戰，就讓我們從人口上的趨勢說起。

擁有許多心臟方面危險因子（抽菸、高血壓、糖尿病和高膽固醇等）的人，罹患阿茲海默症（和血管性失智症）的風險也會增加，這已經是確立的發現。**但是風險有多**

---

3 K.J. Anstey et al, 'Smoking as a risk factor for dementia and cognitive decline: a meta-analysis of prospective studies', *American Journal of Epidemiology*, 2007, 166(4):367-78.

**高呢？**研究顯示，那些擁有許多心臟方面危險因子的人，晚年罹患失智症的風險是只擁有一個或沒有危險因子者的二到三倍。不僅如此，如果中風還會增加罹患血管性失智症和阿茲海默症的風險，這進一步表明了血管健康不佳與阿茲海默症之間的關聯。

現在讓我們來看看生物層面。在小鼠（mice）的實驗中，為了讓小鼠流向大腦特定區域的血量達到減量的效果，所以讓小鼠經過基因改造，以生成人類的各種澱粉樣蛋白斑塊，因此這些動物模擬的就是阿茲海默症合併中風的情況。這些研究顯示，會有更多澱粉樣蛋白開始分泌到**缺血性**（ischemic）細胞的周圍空間。

這是個相當有趣的發現，因為這是我們第一次在澱粉樣蛋白斑塊的形成當中，看到血液動力學可能牽涉其中的線索，而澱粉樣蛋白斑塊的形成，正是阿茲海默症的主要病理特徵。許多不同的團隊與研究人員現在早已用許多不同的動物實驗獲得了相似的結果。不過，以囓齒動物來模擬人腦的真實情況仍然是相對不足的，所以還需要從人類的研究取得證據。

針對來自英國各地數百位年長大腦捐贈者的一份重要腦研究指出，失智症普遍跟阿茲海默症的病狀（斑塊與纏結）**與**心血管疾病**兩者**並存有關，這件事既具啟發性卻又令人費解，而我們從中學到的是，所謂的單純阿茲海默症案例其實在現實中並不常見，比較常見的情況是兩種疾病同時並存，也就是所謂的「**混合型失智症**」（mixed dementia）[4]。但這並不代表心血管疾病會導致阿茲海默症，或阿茲海默症會導致心血管疾病，兩者的病程中可能還有第三個共同因子，或者它們其實只是同時發生的兩個獨立病程。平心而論，在這領域的大部分傳統主義者都相信它們是各自獨立的過程，但我更堅信心血管疾病之於阿茲海默症的發展有著緊密的關聯，也因此跟阿茲海默症相關的失智症有關。

雪梨大學的凱倫・庫倫（Karen Cullen）副教授從全新的角度更進一步證明了這個論點。比起單純記錄死後的大腦樣本有無阿茲海默症或心血管疾病的病狀，她的研究方法改為確認兩者之間是否有**空間**（*spatial*）或**分布**（*topographic*）上的關係。庫倫博士和她的團隊率先使用組織學染色的技術來標示顯微鏡下大腦組織樣本的鐵沉積區域。鐵在腦中被視為血紅素的分解產物，而血紅素在血液中是載運氧氣的關鍵蛋白質。只有在血液外漏時，我們才會在腦內的**血管外**見到鐵出現，像是微出血的案例。當供給單一神經元的正常微血管出現細小的破裂時，就會發生微出血，而且基本上不會出現任何症狀，所以我們永遠不知道是什麼時候發生的，而且它們在病理學上的重要性依然不明。

然而，庫倫博士和她團隊的下一步卻非常聰明，她們在原先標示鐵的大腦切片上，

4 K. Langa, N. Forster and E. Larson, 'Mixed dementia: emerging concepts and therapeutic implications', *JAMA*, 2004, 292:2901-8.

把β澱粉樣蛋白的組織也染上顏色，如此一來就能把阿茲海默症的特徵——澱粉樣蛋白斑塊——顯示出來。現在你可以想見我們在同一個切片風景上出現兩組圖像：一個標明了所有微出血的地方，另一個則標明了所有阿茲海默症的斑塊。把兩張圖重疊在一起後，兩種病狀的分布是否會重疊的問題就能找到答案。結論相當具有決定性，微出血和阿茲海默症斑塊在「腦空間」中重疊的程度，已經遠遠超過了巧合的預期（見圖2）。事實上，微出血經常出現在微血管的分支點處，而且上面直接覆蓋有阿茲海默症斑塊。

庫倫博士的假說是，微血管的分支點是容易受傷的地方，而且隨著年齡增長，微血管壁會也會變脆弱而導致更多微出血。當血液外漏到腦細胞之間，而不是載運氧氣、葡萄糖和其他養分到適當的地方，鄰近的神經元就會開始缺血。澱粉樣蛋白的連鎖反應正是從這種局部的「微缺血」開始，然後才發展成阿茲海默症。

這是相當革命性的想法，因為它把斑塊的發展放在事件次序的非常末端，而把微型的血管疾病視為「元兇」。另一個強化論點的觀察是微出血首先出現於海馬迴，即最先遭受阿茲海默型失智症侵襲的區塊。為何微出血會首先發生於海馬迴這個對記憶至關重要的區域，即便我們鮮少在這個區域發現中風，以下是庫倫博士的解釋：

> 我推測這是因為海馬迴具有大腦中最糾纏複雜的血管供應。當你檢視這個區域的血管結構，可以看到許多非常錯綜複雜的糾結、扭轉和分支。我們正設法用科學化的專門術語來描述這種程度的扭曲特性。我想

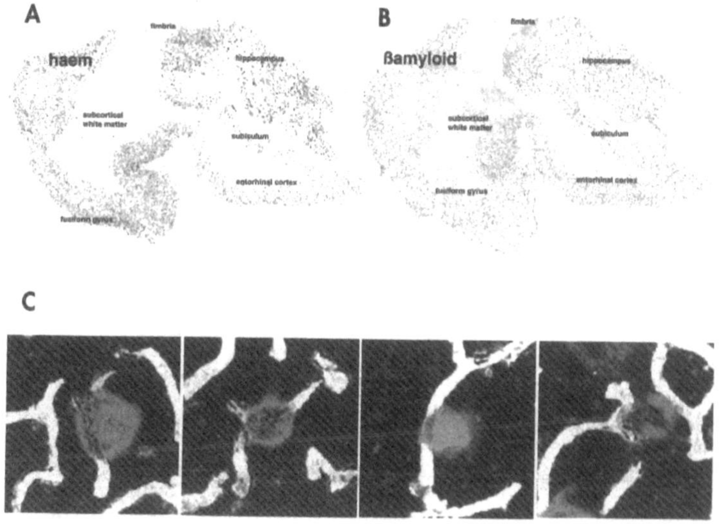


**圖 2**

富含鐵的沉積與 β 澱粉樣蛋白在人腦中的分布。A 和 B 分別是從相同方向切下的人腦切片，就好像你從眉毛切過鼻子到下巴一樣。一般而言，富含鐵的沉積分布（A）與 β 澱粉樣蛋白的分布（B）非常相似，尤其是在海馬迴，也就是阿茲海默症所熟知的焦點。下面是四個特寫畫面（C），深灰處為澱粉樣蛋白斑塊，而淺灰處則是微血管。很明顯，某些斑塊的生成處傾向於微血管分支點的上方。

資料來源：

Parts A and B © 2005 Elsevier Inc. Part C, courtesy of Dr Karen M. Cullen. From Karen M. Cullen, Zoltan Kosci and Jonathan Stone, 'Microvascular pathology in the ageing human brain: Evidence that senile plaques are sites of microhaemorrhage,' *Neurobiology of Ageing, Elsevier*, December 2006.

正是因為海馬迴的這種高度扭曲與分支而使它特別容易發生微出血，因此發展成阿茲海默症的斑塊。[5]

如果這個想法最後證明是正確的，其意義將非常重大。首先，傳統的「β澱粉樣蛋白連鎖反應假說」（beta-amyloid cascade hypothesis）將會被廢除並埋葬。澱粉樣蛋白斑塊最後可能本身根本沒有毒性，而是表示一連串生物病變後的偶然事件；這些斑塊更可能是大腦缺血時在第一時間啟動的一種保護機制。再者，原本致力於抑制斑塊生成的抗阿茲海默型失智症藥物，將需要改為致力於對抗這種微型血管疾病。

然而，我們要走到這些輕率的結論還有些路要走，因為就算重疊的圖像有利於指出微出血和阿茲海默症之斑塊相近，但那不過是一個適時的簡要理解。利用死後的組織來研究並無法解決這個問題，所以，問題再次變成了「雞生蛋，蛋生雞」的循環：是微出血造成阿茲海默症斑塊，或是相反，還是以上皆非呢？

## 預防失智症的抗高血壓藥物

為了試驗這個因果議題並與之周旋，我們必須轉向人體臨床試驗。在醫藥科學中，唯有經過嚴謹的「**隨機對照試驗**」（randomized control trial, RCT），我們才能確定X因子是否在結果Y中**造成**一個改變。結果表明，高血壓是小血管疾病中最大的危險因子之一。但幸運的是，在長期追蹤下，我們從許多使用抗高血壓藥物的長者身上，獲得了許多大規模隨機對照試驗的結果。這些試驗的目標除了確認控制高血壓是否能避免心臟病發作和中風外，同時也分析了失智症發生的比例。

其中六個大型的隨機對照試驗檢視了高血壓治療跟後續失智症形成或認知衰退比例之間的連結關係。[6]而好消息是，經過這些測試後，效果呈現正確方向，數年後，那些服用抗高血壓藥物的人，其認知能力比服用安慰劑組要好，失智症的發展情況也比較好。但比較不好的消息則是，所有這些好的傾向並非都有達到統計學的門檻，其中三個試驗顯示，失智症的發生率只降低了百分之七至十六，其降幅在統計上並**不顯著**（*insignificant*）。然而，其他三個試驗結果就比較振奮人心，在PROGRESS（Perindopril Protection Against Recurrent Stroke Study）[7]試驗中發現，那些服用高血壓藥物的人，其失智症合併復發性中風的機率，在統計上出現百分之三十四的顯著降

---

5 Associate Professor Dr Karen Cullen, University of Sydney. Conversation with author, 22 May 2008.

6 O. Hanon and F. Forette, 'Treatment of hypertension and prevention of dementia', *Alzheimer's & Dementia*, 2005, 1:30-37.

7 譯注：研究長期使用抗高血壓藥物對五年內患中風者的再發生率或大血管病變機率的預防成效。

低。同樣地，在HOPE（Heart Outcomes Prevention Evaluation）[8]試驗中發現，那些曾經中風的人，其認知衰退的比例也出現顯著的降低（約百分之四十一）。因此，治療老年人的高血壓很有可能可以減少罹患血管性失智症的機率。

那阿茲海默症又是如何呢？結果可能讓人感到意外，但是在大規模的隨機對照試驗中，唯一有實證表示**服用藥物**可以預防阿茲海默型失智症的試驗是來自抗高血壓藥物的研究。歐洲的SYST-EUR試驗（Systolic Hypertension in Europe Trial）[9]先針對四千九百六十五位超過六十歲的高血壓患者進行試驗，其中主要測試的抗高血壓藥物是利壓寧錠（nitrendipine）。原本這項SYST-EUR試驗預定要進行四年，但才兩年就中止了，因為在關於中風方面的結果實在過於顯著：進行藥物治療的人，其發生中風的機率比服用安慰劑組少了百分之二十八，發生嚴重心臟突發意外的機率也少了百分之十五。更重要的是，藥物治療組的失智症發生率也減少了大約百分之五十，包括阿茲海默型失智症**和**血管性失智症**兩者**。這些顯著的統計數據在四年後的個別追蹤報告中被證實了。

於是我們從SYST-EUR試驗中獲得了有力的證據，對老年人進行高血壓的藥物治療能夠同時減少血管性失智症和阿茲海默型失智症的發生。在理想的情況下，六個試驗全都應該出現相同的效力，但醫藥科學——尤其是臨床神經科學——卻鮮少給出如此剛好的情況。但重要的是，所有試驗的走向都是正確的，而且至少有一項多中心（multi-centre）[10]的大型試驗能在嚴謹管控下證實結論。所以失智症在經過將近百年的研究後，我們的武器庫終於獲得了一個有效的醫學武器可以用來對付失智症——那就是好用的血壓藥錠！

你可能會想，媒體應該會針對這項發現大做文章，連高血壓情況極為輕微的老年人，也會紛紛上藥局買抗高血壓藥吃，是吧？但令我不解的是，實際情況並非如此，很少有普通科醫生會注意到抗高血壓藥物可以減少失智症發生，更遑論那些有興趣的外行人。根據一項研究指出，高達八成的澳洲人對於高血壓與失智症之間的關聯並不知情，其中有一個原因可能是，這些試驗在九〇年代晚期進行時，我們無法解釋抗高血壓藥物與降低失智症發生之間的關聯，尤其是阿茲海默型失智症。

現在連結腦血管疾病和阿茲海默症之病狀的理論性及實驗性研究工作正在逐步增加，其中當然包括微出血假說（microbleed hypotheses），但也包含了抗高血壓藥物如何發揮作用的其他想法。舉例來說，一份針對罹患自發性高血壓的老鼠（rats）研究發現，神經損傷通常會伴隨這種情況發生，但使用跟利壓寧錠同等的抗高血壓藥物治療後卻能避免，利壓寧錠就是用於SYST-EUR試驗中的**鈣離子通道阻斷劑**（calcium

8 譯注：心臟後果預防評估研究。

9 譯注：歐洲收縮性高血壓試驗，一項針對歐洲高收縮壓患者進行的研究。

10 譯注：指個案來源更為廣泛，其樣本更具有代表性。

channel blockers）。不僅如此，這種保護神經的效果，更可以在那些鈣離子通道阻斷劑劑量輕微到對動物血壓沒有任何影響的老鼠身上看到。因此，人體試驗的結果也許會直接對血壓產生正向效果因而連帶對腦血管疾病也產生效果，同時也可能會對腦細胞產生保護效果。上述這兩種機制都是令人信服的，而且我認為它們並不會彼此互相排除。讓自己的血壓保持正常便可能藉由避免中風和腦血管疾病，以及直接保護自己的神經元來預防失智症。

另一個缺乏媒體關注的可能原因在於，人晚年時的整個血壓控制令人感到困惑。中年時期的高血壓跟二、三十年後比較容易罹患血管性失智症和阿茲海默型失智症有關聯，這已經在許多大型的流行病學追蹤研究中得到證明。然而，矛盾的是，**已經**罹患失智症的人，其血壓通常比正常還低。一份研究發現，那些八十幾歲罹患失智症的人，他們的血壓會在七十歲時上升，然後到了失智症發病的前幾年時會開始下降，甚至變成**低血壓**（*hypotensive*）。

從技術層面來看，測量老年人的血壓也不如年輕人來得簡單，老年人的血壓比較多變，尤其會依據他們測量的位置而有所不同。收縮壓與舒張壓的高低差距也會分歧得更大。血壓是一種複雜的計量，會受到諸多因素影響，尤其是「白袍症候群」，人們會因為見到醫生而感到焦慮，因而導致人為的高血壓數值。

上述這些問題最後導致普通科醫生和內科醫生普遍質疑治療老年人的高血壓是否

為明智之舉。從晚年開始對抗高血壓，必須冒著副作用和併發症的風險，像是因為低血壓而跌倒，來獲取些微的假設獲利，這樣的投資報酬率令他們存疑。這些假設意味著現在八十歲以上的人在美國有大約百分之七十五患有未治療的收縮性高血壓。[11]在我看來，這是一種令人沮喪的事態。讓老年人的血壓回歸正常顯然能改善他們的日常健康狀況，像是心臟病和中風的發生率。另外，良好的血壓控制——無論是在中年還是晚年——也**極有可能**（*high likelihood*）降低罹患血管性失智和阿茲海默型失智症的風險。我建議大家都要求自己的家庭醫生定期監測自己的血壓，並在高於正常值時採取適當的手段，這樣對你的心臟和大腦都有益處。

## 心血管疾病與阿茲海默症的連續體

本章顯露的一個概念是，心血管疾病與阿茲海默症可能取決於相同的連續體（continuum）。在極端狀況下，「純粹」心血管疾病或阿茲海默症的案例常常會被傳統的神經病理學家假定為黃金標準，但在現實中，任何老年人的大腦大都會顯露出這兩

11 D.M. Lloyd-Jones, J.C. Evans and D. Levy, 'Hypertension in adults across the age spectrum: current outcomes and control in the community', *JAMA*, 2005, 294:466-72.

種疾病的成分。

除了這個表面上的相似之外，有新的研究指出，心血管疾病可能跟阿茲海默症的發展有更緊密的關聯，我將會追加兩個迷人的結果來強調這個論點。美國西奈山醫學中心的朱麗奧・瑪麗亞・帕西內蒂博士（Dr Giulio Maria Pasinetti），在那些為了生成人類各種澱粉樣蛋白斑塊的基改老鼠身上測試了上百種一般常用藥物的療效，他和他的團隊發現多達七種不同的抗高血壓藥物，可以減少這些動物腦內的澱粉樣蛋白斑塊生成，並改善牠們在記憶測驗上的表現。雖然要用這個結果來推論人類的情形仍舊言之過早，但傳統的「β澱粉樣蛋白連鎖反應假說」也無法解釋這個發現。在某種程度上，血管和β澱粉樣蛋白的途徑似乎會互相影響。

接著二〇〇七年底在北美舉辦的重要放射學會議中，腦部的影像證據顯示了老年人的高血壓竟反常地**減少**了海馬迴的血流，而海馬迴不僅是腦內關乎記憶的重要部分，也是最早受到阿茲海默症影響的地方。因此可以想像的是，高血壓會造成海馬迴的**局部缺血**（ischemia），然後經由微出血和其他血管的病狀啟動澱粉樣蛋白的連鎖反應，最後導致阿茲海默症。這個想法的迷人之處在於它將血管和阿茲海默症兩者的病狀，以及阿茲海默症早期的失憶症狀結合成一個「美妙的」故事。我認為這個假說在未來幾年將會獲得越來越多的關注。

除了這些機制的推測外，對於心血管疾病與阿茲海默症的連續體來說最有說服力的證據是，針對特定血管問題的治療——也就是高血壓——大都可以降低罹患血管性失智症和阿茲海默型失智症的風險，而這種情況會發生的唯一可能就是血管疾病和阿茲海默症之間共享了某些相同的元素。因此我們已經準備好學習我們的第一課並做出我們的第一個建議。

**第一課，把你的血壓維持在健康範圍內就有很大的機會（strong probability）能夠降低自己罹患失智症的風險。**

要了解「很大的機會」實際上代表什麼意義，請參見本章最後附上的「聚焦」單元。有健康的心就有健康的腦，因此，所有預防心血管疾病的建議也同樣適用於大腦。

**建議一，把維持正常血壓視為目標，然後每年檢查一次。**

## 我該怎麼做？

- 讓醫生檢查你的血壓，並強調要以站姿、坐姿與躺姿來測量收縮壓與舒張壓兩種情況，如果雙臂皆能測量尤佳。
- 如果你的血壓過高，請開始改變生活型態。然後如果有需要，跟你的醫生諮詢試驗用藥。

- 改變生活型態包括減重。健康的體重其身體質量指數（ＢＭＩ）應該小於二十五，而且男性的腰圍要小於九十四公分，女性則小於八十公分。你的醫生可以評估這些並提供更多資訊。
- 運動。美國運動醫學會（American College of Sports Medicine）和美國心臟學會（American Heart Association）在二〇〇七年底更新了他們的運動建議項目，而他們的建議可能會令你吃驚。

  未滿六十五歲者每週至少要進行五次三十分鐘的溫和運動。溫和運動指的至少是快步走。此外，每週至少要花二十分鐘進行阻抗運動，像是舉重、伏地挺身和仰臥起坐。

  對於年過六十五歲者，建議每週至少要進行三到四次三十分鐘的運動。在這種情況下的溫和運動可以是任何不會負擔過重或過輕的運動。此外，一週內建議要在不連續的二天針對主要肌群進行肌力運動，同時也建議進行一般的伸展運動與平衡運動來預防跌倒。

  有益於身心與腦部健康的休閒娛樂請參見第八章。
- 停止抽菸。

- 檢查你的膽固醇，並設定一個健康的範圍。（請參見第五章）
- 檢查你的血糖，並設定一個健康的範圍。（請參見第四章）
- 維持健康且均衡的飲食，並攝取大量益於大腦和心臟的食物。（請參見第四章）

## 聚焦　用來了解醫療「確定性」的實用標尺

你可能注意到醫生和醫學家幾乎不會使用「絕對」或「保證」這些字眼。絕大多數的言論都是（像這樣）以「或許」、「大概」和「可能」來描述的！請把這種方式視為一種自然的謹慎，因為醫學上如果有一件事能完全掛保證，那應該就是醫學上根本不存在確定性。

因此我們需要一種實用的語言來處理各種程度的確定性。當我在本書裡總結某個因子對於某個特定結果所造成的影響時，我盡量使用以下的詞，而這些詞都是基於一個確定性的層級——每一個更高層級都需要比上個層級具備一個更嚴謹或一致的事實基礎。

舉例來說，上文我提到了把自己一生的血壓維持正常就有很大的機會（strong probability）可以減少罹患失智症的風險。透過下文的標尺來看，「很大的可能」（strong likelihood）的論述很明顯指涉了三個主要層級的證據：一致的流行病學研究、一個看似合理且擁有相關實驗支持的生物學理論，以及來自臨床試驗，不完全一致卻具備支持性的證據。在失智症的領域中，那就是指最好的情況了。

以下表示由強到弱的確定性層級……

**一、決定性的效果（Definitive effectiveness）/肯定的原因（Certain causal agent）**

這表示一連串的隨機對照試驗結果全都同意X原因對Y結果有正向的影響，與此同時，流行病學報告也同樣將X與Y連結，而且對於作用模式（例如，X如何影響Y）背後還有一個看似合理且擁有實驗支持的生物學理論。遺憾的是，在失智領症域中沒有任何這種級別的醫學確定性。

**二、很大的可能性（Strong possibility）/很大的可能（Strong likelihood）**

除了在流行病學上有一致的關聯外，作用模式背後還有伴隨實驗證據、看似合理的生物學理論。而隨機對照試驗的結果則是交雜在一塊，其中至少有一個大型的臨床試驗在支持這項干預。

**三、有可能（Probable）/可能（likely）**

流行病學上有普遍一致的關聯，但卻不完全一致。對於作用模式有一些生物學的假設和實驗證據，但同樣不完全一致，而且隨機對照試驗缺乏正向的結果。

### 四、潛在的（Potential）

個別的流行病學報告或生物學報告缺乏明顯的一致性，背後也沒有看似合理的理論背書，更沒有任何隨機對照試驗的證據。

# 第4章　精神食糧

食物很特別，不僅滋養了我們也維持了生命，還能夠喚起強烈的喜悅情緒，並將其轉化成親密相關的生動記憶。適當的食物種類也能讓我們的心臟保持健康，連帶讓頭腦也健康，這可說是雙喜臨門。然而，食物亦有它的黑暗面，因為它會引誘我們走向肥胖和糖尿病，不僅毀壞我們的整體健康，還可能與罹患失智症產生更多直接的關係。本章我們將審視食物與失智症風險之間的連結，包括好的、壞的，以及醜陋的一面。

## 房間裡的大象：老化過程與失智症

二〇〇六年，英國劍橋大學（University of Cambridge）的卡蘿．布雷恩（Carol Brayne）教授針對失智症的危險因子寫了一篇富有影響力的學術文章，名為〈房間裡的大象〉（'The Elephant in the Roon'）。這個標題的意思是，當我們大量關注在我們可以怎樣調整和改變像是高血壓、抽菸、教育等這些失智症的危險因子時，簡單的老化過程卻以超過七比一的比例，讓這些危險因子顯得微不足道。試想看看，當我們六十幾歲時，罹患失智症的可能性是二十分之一（百分之五），而七十幾歲時是十分之一（百分之十），到了八十幾歲時則躍升至四分之一（百分之二十五）。換句話說，我們罹患失智症的風險，似乎每十年就增加超過二倍。為什麼呢？如果我們知道就好了。

當我們年紀變大時，我們的身體和大腦會以無數的不同方式變化，其中的任何改變都有可能會出毛病。隨著年紀增長中風和腦血管疾病的發生機率也會增加，而這就是一個潛在的原因，但這肯定不代表一切。因為我們至少可以排除一個簡單的解釋：這個問題**不是**因為我們變老而損失腦細胞這麼簡單。這個想法已經存在有一段時間，但最近十年採用更精密也更精確的技術來計量腦細胞的數量，發現這個想法經不起詳細的檢驗。所有的最佳證據都指出，老化的過程一般並不會伴隨有大量的腦細胞損失。

考量到時間的推移是失智症如此主要的風險，那麼合情合理的想法便是，我們如果先試著去了解關於大腦老化的根本改變，再試圖去反轉這些改變，我們應該就能避免罹患失智症。可惜，這個想法也許符合直覺，但說的總是比做的容易。

## 老化的氧化理論

關於生物老化的理論中，有一個歷史最悠久也最為人所知的理論，造就了細胞的

**氧化**（oxidation）概念。把一片蘋果放在廚房的工作檯上，經由氧化的過程，幾個小時內它就會變黃。「氧化」這個詞指的是，電荷從與氧相關的分子跑到細胞蛋白質和其他大細胞化合物，最後改變了它們的生物屬性。

不過，因為我們體內有精緻的抗氧化系統或天然**抗氧化劑**（antioxidants）的存在，所以細胞每天每分每秒都能完全氧化而沒有出現不良效應。然而，這個平衡是被巧妙維持的。幾乎任何之於身體細胞的壓力、感染、傷害或損壞都會導致氧化劑多過於抗氧化劑的不平衡，因而逐漸增加一種棘手的超氧化物，稱為「自由基」。自由基是生物學上的破壞者，幾乎可以毀掉任何它們觸碰到的東西。所幸一旦壓力源、病原體或傷害被移除，我們體內驚奇的恢復系統也會開始清除所有殘存的自由基。

獲得諾貝爾獎的澳洲醫學家麥克法蘭．柏內特（Macfarlane Burnet）先生在一九七四年表示，氧化是老化過程的核心，尋找與之對抗的方法將可延長人類的壽命，同時預防罹患阿茲海默症[1]之類與年紀相關的疾病。的確，你可以輕易找到成冊的研究文章來塞滿一間小圖書館，其中全是說明老化如何在任何人體內的任何細胞中增加大量的氧化標誌，同理，當我們年紀增加時，我們的腦細胞似乎也會顯露出氧化壓力（oxidative stress）[2]的跡象，這個想法毋庸置疑。

但這個氧化壓力會對腦功能與失智症帶來任何後果嗎？情況在此變得不明朗。從過世的阿茲海默症患者身上取下的大腦樣本，無疑比同齡的其他個體擁有更高程度的氧化壓力，但問題再次浮現，是哪個先出現呢？是氧化壓力促進了阿茲海默症的病程，還是這只是細胞遭受攻擊的跡象？因此抗氧化劑的臨床試驗或許對於釐清氧化與失智症之間的關係能做出真正的貢獻，而它們的確辦到了。對比所有的可能性，抗氧化劑在失智症的預防或治療當中似乎沒有任何作用。

# 老化有「解」嗎？

## 抗氧化劑

任何值得尊敬的老奶奶都會知道要在蘋果片上擠一點檸檬汁的小技巧，以防止蘋果變黃。在這個情況裡，檸檬汁裡的抗壞血酸（維生素C）是一種高效的抗氧化劑。要是大腦也這麼簡單就好了！不過，我們相信它是如此。大型的臨床試驗曾測試維生

---

1 D. Ames and C. Ritchie, 'Antioxidants and Alzheimer's disease: time to stop feeding vitamin E to dementia patients,' *International Psychogeriatrics*, 2007, 19:1-8.

2 編按：當體內自由基超量，也缺乏抗氧化劑時，便無法抵擋自由基的攻擊，而對細胞組織造成傷害，稱為「氧化壓力」。

素E（一種比維生素C更強力的抗氧化劑）與希利治林（selegiline）這類單胺氧化酵素抑制酶（monoamine oxidase inhibitors, MAOIs）之於阿茲海默型失智症的預防效果，以及當作可能療法的效果，但全都已經遭逢引人注目的失敗。服用高劑量維生素E的個體，並沒有比抗氧化劑較少的對照組展現出更多的益處。

此外，過量的維生素E其實會帶來危險。綜合評估十九項試驗，其中共有超過一萬九千人各自因為不同原因（不單是為了失智症）而服用維生素E，結果在那些每日服用超過一百五十國際單位（IU）劑量的人身上發現，其死亡率出現了一個微小但卻在統計學上意義重大的增長。所以，考量維生素E不太可能用於失智症的預防或治療，以及高劑量可能會稍微增加死亡的機會，繼續往這方面研究其實得不到什麼好處。

不過，有些人就是不肯放棄。在死忠的「氧化理論信者」（oxidationalists）當中，他們目前的想法是，我們只是還沒試到合適的抗氧化劑，所以臨床試驗正準備用新一代的抗氧化劑來做藥物治療。我沒有屏息，但我希望自己能被證明是錯的！與此同時，在服用維生素C、維生素E、希利治林或任何其他準備用來預防失智症的抗氧化劑方面，也沒有出現好的臨床證據。另一方面，像辣椒屬、辣椒、馬鈴薯和柑橘類水果這些富含維生素C與其他天然抗氧化劑的健康食物類別，對良好的整體健康來說是重要且不該被忽略的。

## 銀杏，萬幸！

街上聽過中藥「**銀杏**」有治病力量的人，似乎比聽過任何失智症療法的人還多，不管是藥物方面還是其他方面！它的功能令人印象深刻，從勃起功能障礙到多發性硬化症，都宣稱有所助益。在我們從某些細部檢視這有趣植物的萃取物與失智症的關聯之前，這裡先有個基本概念：銀杏**可能**在**治療**確立的失智症上具有作用，但第一時間用它來**預防**失智症，卻缺乏良好的證據支持。而且還有一點應該強調的是，銀杏即使作為中藥製劑，因而被視為「補充品」或「替代品」，但它的確有其副作用，而且與傳統藥物結合時，還會產生不良的相互影響。因此，如果你準備要嘗試銀杏，請務必事先告訴你的醫生。

藥理學研究指出，銀杏對人腦可能有許多作用。第一，銀杏能增加大腦血流。這點很有趣，因為正如我們在先前章節所提到的，微血管層級的血流減少可能是血管性失智症與阿茲海默症兩者的重要因素。另外也有證據顯示，銀杏在一分鐘創傷後能減少腦內腫脹，還有它能抑制血栓形成，以及它擁有抗氧化劑的特性。然後銀杏當然（還像大多東西一樣，似乎）也能防止腦細胞遭受澱粉樣蛋白的毒害，至少在培養皿內是如此。

這些機制對於銀杏為何能夠作為一種治療來說，其相對重要性完全不明。但它似乎就是有效。至少有三個涉及罹患輕度到中度失智症的個體臨床試驗，已經展現出重大的治療效果。

最近，一個小型卻完善的臨床試驗發現，EGb761（銀杏中的活性成分）的療效基本上跟目前最有效的服用藥物一樣。[3] 七十六個罹患輕度至中度阿茲海默型失智症的患者被隨機分配到三組，每天分別攝取一百六十毫克的銀杏萃取物或愛憶欣膜衣錠（donepezil），又或者是安慰劑，其中的愛憶欣膜衣錠是許多新一代膽鹼酯酶抑制劑（cholinesterase inhibitors）中核准用於阿茲海默型失智症治療的其中一種。患者跟研究人員都不知道誰吃了什麼，所以不會有混淆實驗結果的潛在偏見。六個月後，研究人員加以測試來查看認知與功能的三項簡單評估有發生什麼改變。其中一項評估並沒有不同，但這並不稀奇，因為即使當前最有效的藥物（例如愛憶欣膜衣錠）也只對百分之三十的阿茲海默型失智症患者有用，而且之後的效果很少持續超過六個月。至於另外兩項評估，安慰劑組的情況衰退得比銀杏跟愛憶欣膜衣錠兩組來得多，也就是說，兩者同樣有效也同樣有限。

諷刺的是，銀杏是人類所知的最早植物之一，其治療阿茲海默型失智症的功效卻可能跟最新最好（又非常昂貴）的藥物差不多。不過應該強調的是，這還需要經過目前正在進行的大型、多國臨床試驗來進一步證實。關於這個不起眼的藥草，最令我訝異的是，它的效用看起來沒有比當前第一線的藥物更好，也沒有更差（亦即沒那麼好），但它的副作用表現的確好像對患者更好。

膽鹼酯酶抑制劑是臨床醫生用來治療阿茲海默型失智症的主要藥物類別，愛憶欣膜衣錠就是其中一種。正如上文所述，它們的藥效雖然不大，可是一旦**真正**發揮作用，就能幫患者與家人爭取一些寶貴的時間。然而它們主要的問題之一，就是高發生率的不舒服副作用。在臨床試驗中，各地有百分之十到百分之三十的患者會出現這些副作用，包含腸胃問題、頭痛、性功能障礙以及口乾等等。舉例來說，在上文提及的試驗中，服用愛憶欣膜衣錠的人裡有百分之十六發生了有害的情況。但驚奇的是，服用銀杏的人裡沒有人經歷了不舒服的情況。

如果大型試驗的結果跟較小型的試驗一致，發現銀杏跟當前的主流藥物一樣有效，但只有些微的副作用和成本，那麼就不需要腦科學家去找出將會發生什麼事了！對於德國人已經用銀杏治療失智症許多年，或許就一點也不意外了。

但是在用銀杏預防失智症的難題上，可用的數據很少，最近一次的試驗報告也相當負面。來自美國奧勒岡的道奇・廣子博士（Dr Hiroko Dodge）和同事一起把一百一十八位超過八十五歲、最初沒有失智症的人分成採用高劑量銀杏療法（每天二百四十毫克）組或服用安慰劑組，然後持續追蹤他們長達三年。[4] 研究最後有二十一人罹患失智症，然後重要的是，罹患失智症的比率在兩組中沒有顯著的差異。還有一件令人不安的事，

3 M. Mazza, A. Capuano, P. Bria and S. Mazza, 'Ginkgo biloba and donepezil: a comparison in the treatment of Alzheimer's dementia in a randomized placebo-controlled double-blind study,' *European Journal of Neurology*, 2006, 13:981-5.

4 H. Dodge, et al., 'A randomized placebo-controlled trial of ginkgo biloba for the prevention of cognitive decline,' *Neurology*, 2008, e-published ahead of print.

七個服用銀杏的人第一次發生中風，而服用安慰劑那組則沒有人中風。可以推測的是，使用銀杏增加血流的代價可能會是增加出血的傾向。

回應：

遺憾的是，因為數值太低，所以無法做出肯定的結論。正如道奇博士在新聞上的

> 這些結果需要更大型的研究來闡明，但這些發現相當有趣，因為銀杏已經被廣泛使用，還容易取得，而且相對便宜……。銀杏對於預防認知功能衰退是否有任何好處，以及它是否安全，還需要更進一步的研究來證實。[5]

現下沒有任何證據顯示，服用銀杏在預防失智症中有任何效用，而且它對其他方面狀況良好的老人是否安全，也還沒完全釐清。

## 每天吃魚能遠離失智症嗎？

我必須承認我是個會吃魚的素食主義者。我喜愛海鮮，而且來自一個熱愛海鮮的家庭。我的父親來自智利的海產之都瓦爾帕萊索（Valparaiso），是個海鮮的燒烤大師。我也樂於保持健康、適度飲酒，而且從不抽菸也沒有高血壓等等。我提供這項資訊是為了闡明一個重點：人的生活風格與習慣從來不是獨自養成。因此，我們需要從整體來觀

察近期的發現，像是有些人一週至少吃兩次以上鮭魚、鮪魚、沙丁魚以及鱈魚這類富含油脂的魚，罹患阿茲海默型失智症的機率比很少吃的人少了一半左右。這些結果與少數幾個大型的流行病學研究一致，它們追蹤一開始沒有罹患失智症的個體好幾年，然後試著把那些預測誰最終會出現失智狀況的因素隔離開來。

這種類型的流行病學研究非常重要，但是當我們發現這些關聯時，在做出「吃魚會減少罹患失智症的風險」的**結論之前**，還需要三組額外的資訊。首先，我們需要確認這個連結是否獨立於其他危險因子之外，例如運動、心血管疾病、教育等等，因為這些因素都有群集在一起的傾向。來自流行病學研究的結果指出，食用富含油脂的魚類**跟**降低罹患失智症的風險有關，而且這個因素獨立於其他危險因子之外。很好。

其次，食用富含油脂的魚是如何改變罹患失智症的風險，這需要一個看似合理且擁有一些實驗資料支持的生物學理論。這裡的主要論點是，富含油脂的魚類身上有重鏈omega-3油脂，例如二十二碳六烯酸（docosahexaenoic acid, DHA），這種油脂也許擁有以下三種可能效果的其中一種：一、對抗澱粉樣蛋白的作用，給罹患阿茲海默症的基因改造小鼠餵食DHA，可以在其身上見到β澱粉樣蛋白的形成減少；二、直接的神

5 Press release 'Does Gingko Biloba Affect Memory,' 27 February 2008, American Academy of Neurology.

經保護作用，因為ＤＨＡ是形成腦細胞外膜的主要部分；三、抗氧化或消炎的功能。

那麼臨床試驗的證據呢？這個「食用富含油脂的魚」的故事就是從這開始變得有點令人懷疑。有一個臨床試驗用 omega-3 補充品來作為阿茲海默症的可能療法[6]，結果經過十二個月的治療後沒有出現任何效果。然而，這些研究者卻在**事後**提到一個從那些患者身上所發現、位於臨床阿茲海默症光譜最底端的些微效益。更適當的說法是，這在科學圈裡被視為「釣魚」。也就是，當試驗的主要與次要結果不符合預期時，我們轉而開始去尋找任何可以與預期產生關聯的結果。有時這些**前後必然的**（*post hoc*）發現會很完美，但大多時候它們只是來自那個特定實驗的變化產物。在任何狀況下，我都認為這些發現可能是一個線索，它表示比起用 omega-3 來**治療**，把它用於**預防**的介入會更有效。儘管如此，有一個試驗正在測試 omega-3 補充品用於阿茲海默型失智症已經完全發展時的治療效用，而且預期會在二〇〇九年公布它的發現。在那之前，食用富含油脂魚類與預防阿茲海默型失智症之間的連結，應該只能被視為潛在的關係。

然而，我們**確實知道**的是，omega-3 油脂在對抗心臟疾病方面相當有效。流行病學研究和生物學實驗以及臨床試驗都顯示，omega-3 脂肪酸的補充品可以減少心血管和腦血管方面的事件發生，例如致命性的心臟病發作和非致命性的心臟發作，以及非致命性的中風。[7] **因此，光憑這個原因，我就會建議大家把富含油脂的魚類放進日常飲食當中**。也因為這樣，所以我懷疑食用富含油脂魚類的飲食方式在預防血管性失智症方面會更有效，但這還沒經過正式的臨床試驗測試。

大家也要記得，就算是魚類，好東西吃多了也會不好。不幸地，就拿我們的海洋與漁業來說，有些魚類含有相對高的重金屬值（如汞），包括鯊魚（肉）、旗魚、馬林魚和劍魚等等。紐澳食品標準（Food Standard Australia New Zealand）指出，這些含量對於每週食用的一般人而言，還在安全範圍內，可是對於幼童、孕婦以及備孕或哺育的女性來說，需要有所限制。（更多細節請參考本章文末的建議。）在澳洲，從其他來源攝取 **omega-3** 魚油，像是新鮮鮪魚或罐頭鮪魚，還有鮭魚、鱒魚、鯡魚以及沙丁魚，最多不能超過一週三次才是安全的。至於其他的 **omega-3** 油脂來源則包括了核桃、亞麻仁、菜籽油和大豆。

## 「法國紅酒悖論」

跟食用富含油脂魚類相關的類似結論也適用於飲用紅酒上。正如我們接下來會看到

6 Y. Freund-Levi, M. Eriksdotter-Jonhagen, T. Cederholm, H. Basun, G. Faxen-Irving, A. Garlind, I. Vedin, B. Vessby, L.O. Wahlund and J. Palmblad, 'Omega-3 fatty acid treatment in 174 patients with mild to moderate Alzheimer disease: OmegAD study: a randomized double-blind trial,' *Arch Neurol*, October 2006, 63(10):1402-8.

7 American Heart Association, *Fish Consumption, Fish Oil, Omega-3 Fatty Acids and Cardiovascular Disease*, November 2002.

的，這個領域對於如何定義「中度飲酒」（moderate drinking）有著更多的複雜性，而且還有著是否所有酒精類型的定義都相同的議題。

「法國紅酒悖論」的由來，起源於流行病學在一項部分基於法國波爾多地區的研究觀察。在這項研究中，由三千七百七十七位仍舊住在家中且沒有失智的一群老人接受認知測試，並完成一份關於飲酒的問卷。當時以此為基準，將他們歸類為不飲酒、輕度飲酒（一天一到兩杯）、中度飲酒（一天三到四杯）或重度飲酒（一天超過四杯）。可以預期的是，葡萄酒是這群法國公民的主要飲酒來源。超過十年的時間，這群人每隔一段時間就會重新接受測試，研究人員在一九九七年發現，經過三年的追蹤，那些中度飲酒的人，跟不飲酒的人相比，罹患一般失智症的風險大約有百分之二十，其中罹患阿茲海默型失智症的機率則是百分之三十。

這個相當有效的流行病學關係，已經在世界各地的許多研究中經由不同的形式證實。有些甚至指出介於該國每人飲用的葡萄酒量跟整體擁有較低失智症比率之間的交互作用！不過，儘管有這些廣受媒體歡迎的發現，仍舊沒有壓倒性的證據顯示紅酒或一般葡萄酒比任何其他類型的酒類更能預防失智症。一項來自荷蘭的大型流行病學研究發現，飲用葡萄酒跟非葡萄酒的酒類，其功能之於罹患失智症的比率並沒有任何不同，而義大利跟丹麥的類似研究則發現葡萄酒比較占有優勢。

當我們改以生物學的架構來看待中度飲酒可能可以防止失智症的想法，所有常見的疑問都出現了。有些人相信其中有一抗氧化作用，其他人則覺得酒精有對抗心血管疾病的特性，或是具有輕微的消炎機制。他們在生物學的實驗中，各自都獲得了部分的支持。然而，正如我們所想，沒有人敢對滴酒不沾的人進行中度飲酒能夠預防失智症的臨床試驗！這種試驗幾乎不可能發生，所以我們必須做出的結論就是，中度飲酒與減少罹患失智症的風險之間，只存有**潛在的連結**。

當我們要精確地建議什麼樣的情況可以被視為「中度」，各式各樣的問題就浮現了。我記得自己曾問過一位年長的患者，他通常喝多少，他回覆：「一晚只喝兩杯。」我問：「你喝什麼？」他回答：「蘇格蘭威士忌。」然後我就注意到他廚房角落有一整堆的約翰走路（Jonnie Walker）空瓶。於是我問：「你的一杯是多大？」他便指向某個像是小花瓶的東西！

類似的差異也存在於不同國家的「中度飲酒」說法。以澳洲為例，一天十到三十公克的酒精習慣被視為「中度」，但國家健康暨醫藥研究委員會（National Health and Medical Research Council, NH&MRC）正在評估一個可能更低的定義。跟義大利相比，「中度」飲酒指的是一天最多八十公克！於是我們在此可以看到另一個主要的混淆因素：我們慣常飲酒的**方式**也會因為文化與社會而大相逕庭。在義大利跟許多地中海國家，以及拉丁國家，一餐飯配一兩杯葡萄酒很尋常，所以比較高的平均數是可以裡解的。然而，在澳洲我們的飲酒習慣比較符合狂飲的模式，因此醫生對飲酒的建議會變得更加小心，因為狂飲、酗酒和酒精依賴都跟破壞心臟、身體以及大腦健康的後果有關。

基於飲酒跟失智症只存有潛在的連結關係，我會建議沒有飲酒的人要非常謹慎地考量是否要開始（中度）飲酒，也可以考慮和你的醫生討論這件事。至於飲酒的人，我的建議是，規律而少量的**義大利式飲酒風格**，絕對比禁酒一週後，在週五晚上灌進一週的總量要來得好。總之要避免狂飲，對我來說，一週內有好幾晚在用餐時搭配一兩杯葡萄酒，才是明智的選擇。長遠來說，這種飲酒模式跟完全不喝相比，可能會對心血管和腦血管健康帶來**潛在的**益處，但這可能永遠都無法被明確證實。

## 病態的甜甜大腦：糖尿病跟失智症有關聯嗎？

來自世界各地的七大流行病學研究當中，有五項發現晚年的糖尿病跟罹患失智症的風險增加是有關聯的。[8] 此外還有兩項評估中年糖尿病的研究發現，糖尿病患者在二十年後罹患失智症的風險會增加。第二型糖尿病與失智症之間的連結是一種相對新的關係，所以這個連結讓領域內的許多人都開始動腦，其一是因為我們仍然不知道這兩者為何會有所連結，其二則是因為這項連結提供了一種保證，也就是當我們把糖尿病的治療和預防做得更好時，我們就可能可以預防失智症。

最有可能解開謎題的第一個線索被神祕地稱為「**X代謝症候群**」（Metabolic X

syndrome），這個詞也稱為「胰島素阻抗症候群」（insulin resistance syndrome），指的是隨著中年的歲數增長而逐漸發生的一群異常狀況，例如肥胖、胰島素阻抗、膽固醇問題以及高血壓。有時候出現在各別區域的只是些微的不規則狀態，個別來說或許不需要太過關注，但加在一起卻會增加心血管疾病的整體風險。因為這個不規則的集合已經變得非常普遍，以致於它也被有點不友善地指為「**中年發福**」（*middle-age sprawl*）。然而，這可不是一件好笑的事情，因為那會為某些人帶來令人瞠目結舌的毛病，使生活和肢體都陷入危險。

X代謝症候群的特點是，罹患糖尿病的年長者幾乎也都在肥胖、高血壓、高膽固醇等其他方面出現問題。因此很難斷定，糖尿病與失智症的連結是跟一**般**心血管疾病的風險增加比較有關，還是特別跟胰島素阻抗有關。

事實上，糖尿病與血管性失智症之間的關聯比糖尿病與阿茲海默型失智症之間的連結更有說服力。下述的結果已經在人口研究中發表，其研究針對心臟其他危險因子的有無進行了統計學上的調整：在五個研究裡，五個連結測試都證實了糖尿病跟血管性失智症之間的關係，但其中只有兩個研究有特別測試糖尿病跟阿茲海默型失智症之間的關

---

8 G. Biessels, S. Staekenborg, E. Brunner, C. Brayne and P. Scheltens, 'Risk of dementia in diabetes mellitus: a systematic review,' *Lancet Neurology*, 2006, 5:64-74.

聯，然後只有一個找到關係。罹患糖尿病會增加中風和腦血管疾病的風險，因此就可能增加罹患血管性失智症的風險。

然而，糖尿病跟阿茲海默型失智症之間的關聯卻不該被忽視，因為（正如先前章節所討論）阿茲海默症與血管性失智症的區分已經越來越模糊。在罹患糖尿病的大腦中，血糖增加可能會普遍經由多種機制對腦細胞造成傷害，而這些機制被統稱為一種「加速老化」（accelerated ageing）的形式，其中包括了氧化壓力的增加和小血管疾病的脆弱性增加。更嚴重的**小血管疾病**（microvascular disease）——包括微血管阻塞、局部缺血、微出血——也可能因此合乎阿茲海默症的澱粉樣蛋白途徑，如先前章節所說。

另一個假說是，糖尿病患者腦中的高濃度胰島素，可能會干擾，甚至摧毀負責分解胰島素的主要蛋白——胰島素降解酶（Insulin Degradation Enzyme, IDE）。因此，澱粉樣蛋白斑塊作為阿茲海默症的特點，而胰島素降解酶又剛好是負責瓦解澱粉樣蛋白斑塊的主要分解酶之一，這絕非巧合。死去的阿茲海默型失智症患者，其海馬迴中的胰島素降解酶濃度有明顯的減少，而海馬迴正是大腦的主要記憶區域，也是受到阿茲海默症影響最深的區域。所以被改造來表現人類澱粉樣蛋白的基因轉殖鼠，在服用「糖尿病飲食」後，當然會出現病狀加重的情況；相反地，使用糖尿病藥物治療後，不管是在記憶測試上還是在神經病理學上都獲得了改善。

所以我們現在有合理的基礎可以推測，糖尿病的病程中可能有某個層面也會引發失智症，不論是透過血管的機制還是跟澱粉樣蛋白有關的機制。有一個臨床試驗在使用一種稱做「**羅格列酮**」（*rosiglitazone*）的糖尿病藥物後，發現阿茲海默型失智症患者的心智能力獲得了改善。為了釐清這個常用藥物是否能夠改善阿茲海默型失智症的情況，目前至少有六個臨床試驗正由藥廠進行中。這些試驗的結果預計會在接下來的幾年內揭曉。不過我沒有看到有任何與血管性失智症相關的類似試驗。

有趣的是，目前所完成的小型臨床試驗，在那些對APOE4基因呈現陰性反應的人裡發現了一個效果。我們將會在下一章看到，APOE是每一個腦細胞裡用來調節膽固醇代謝的基因。我們會試著花點時間來了解它是如何運作的，因為這不僅是連結阿茲海默型失智症跟膽固醇的有效線索，也是連結糖尿病、omega-3魚油以及心血管疾病的線索，甚至心智活動也是。

**第二課，增加魚類和適度飲酒的均衡地中海飲食風格，幾乎確定能減少罹患心血管疾病的風險。這個飲食方式還可能可以降低罹患血管性失智症與阿茲海默型失智症的風險。**

**建議二，採用地中海風格的生活方式，包括在飲食中定期加入富含油脂的魚類；如果有飲酒的習慣，適度、規律就好。**

## 我該怎麼做？

- 參考本章「聚焦」單元的**健腦餐計畫**（*Healthy Brain Meal Plan*）。
- 一週兩到三次，在餐點中加入低風險的富含油脂魚類，像是鮪魚、鮭魚、沙丁魚、鯡魚等等。
- 高風險的魚類包括鱸魚（深海橘鱸）、鯰魚、鯊魚（肉）、長槍魚（劍魚、旗魚、馬林魚）。高風險的魚類應該限制在每週一次，而且當週不能再吃其他的魚。
- **注意！**幼童、孕婦以及那些備孕或哺育的人需要更進一步限制**高風險**的富含油脂魚類。這類的人每週能安全地吃一份鱸魚或鯰魚（不再吃別的魚），或每**兩週**吃一份長槍魚或鯊魚肉（不再吃別的魚）。
- 在飲食中加入其他富含omega-3的食物來源，像是核桃、菜籽油、亞麻仁、大豆。
- 如果你不喝酒，可以和醫生討論後，單純為了健康而喝。
- 如果你有喝酒，要避免狂飲。
- 如果你有喝酒，建議要規律且適量。目前NH&MRC的低風險飲酒指南（二〇〇一年出版）正在進行複審。最新的更新還有更多個人的特定資訊請參照澳洲政府的衛生部網頁（www.alcohol.gov.au）。你也可以向醫生尋求更多當前的資訊。在本書付印前夕，建議如下：

**男性：**一天平均不超過四個標準飲酒量，而且每天不超過六個標準飲酒量。每週要有一到兩天禁酒。

**女性：**一天平均不超過兩個標準飲酒量，而且天不超過四個標準飲酒量。每週要有一到兩天禁酒。

**第三課，糖尿病非常有可能與失智症有關。**

**建議三，首先要避免糖尿病。**

## 我該怎麼做？

- 要求醫生測一次空腹血糖。
- 非常簡單！一切有助於避免高血壓者（參見第三章）也同樣有助於避免糖尿病。
- 想降低長期血糖，運動是特別有效的方式，因為不僅會增加你活動時的代謝，也會促進休息時的代謝（參見第三章）。
- 維持健康飲食，就是不要攝入多於消耗的能量。完成身體運動的評估，來估算你一週消耗了多少千焦耳（www.caloriesperhour.com/index_burn.php）。

- 如果你攝取超過上面的千焦耳數，你需要逐漸增加運動，或減少你的能量攝取。想計算一份特定食物內含有多少能量與營養，請參見 www.thecaloriecounter.com。
- 健康飲食也表示食物的組合要適當。均衡的飲食是最好的。（澳洲）聯邦衛生與老化部（The federal Department of Health and Ageing）已經發行了免費的《澳洲健康飲食指南》（*Australian Guide to Healthy Eating*），只要在 Google 搜尋指南名稱，就能找到頁面下載。
- 總結來說，上述的「指南」建議我們的飲食要廣泛並跨食物類別，也要在食物類別裡加入各種變化。比例上來說，我們應該要吃最多的穀類、麵包和麥片，接著是蔬菜，然後是乳製品、水果和肉類，最後才是脂肪。高度加工食品跟含糖食品則要少吃。
- 於此同時，（澳洲）聯邦政府開始宣傳「2 & 5」活動，鼓勵澳洲人吃更多蔬菜（一天五份）和水果（一天兩份）。這個遲來的活動反應了這個國家對於肥胖增加的警訊，以及鮮少有廣告提倡這些食物的事實。這個活動網頁（www.gofor2and5.com.au）有一些有趣的資訊，還有簡單的食譜。
- 關於具備高度有益之健腦食物的一週計畫，請嘗試本章「聚焦」單元的**健腦餐**

**計畫**。

## 如果我已經罹患糖尿病了該怎麼辦？

你需要持續做以上提及的所有健康事項，**然後**諮詢醫生或專家，致力於最理想的血糖控制，也就是**定期的**健康檢查。

### 聚焦　健腦餐計畫

吃出**健康大腦**的原則很簡單：

1. 吃很多蔬菜、麥片與水果，而且要選擇抗氧化成分偏高的食物。
2. 整週都要食用大量的魚類跟海鮮。
3. 每隔一天的晚餐要配葡萄酒，而且整天都要喝很多水。
4. 食用高鈣的低脂乳製品。
5. 低脂，選擇單元不飽脂肪而非飽和脂肪。

然而，如果攝入的能量總量沒有經過足夠的運動抵銷，任何的用餐方案都有可能變得不健康，這就是我們如何變成過重，而過重本身又導致了失智症。因此我提供了一組日常的飲食計畫，從低卡路里攝取涵蓋到中度卡路里。計畫最後還有一個表格告訴大家，這週所吃下的美味營養食物需要做多少運動來抵銷。

當然，這個用餐計畫只是舉例，主要目的是要提供靈感，你可以將它混合並加入自己的點子，像是做個能持續兩天的雙份餐點等等。為了頭腦壯壯，盡情創造你自己的用餐計畫吧！

## 參考菜單

MON.
星期一

### 早餐

326卡

一杯低脂優格
一種你喜歡的水果
一片抹上薄薄奶油的全麥吐司
一杯茶或咖啡，加進富含鈣的低脂牛奶

喝水！

## 午餐

650 卡

**鮭魚尼斯沙拉**

將一百克的煙燻鮭魚片（超市可以買到魚片）、一茶匙酸豆（capers）、一顆水煮蛋、沙拉用菜葉、水煮四季豆、櫻桃番茄和五顆橄欖，以及一顆小馬鈴薯切片。

**調料：**一茶匙的橄欖油、半顆檸檬的汁、一茶匙的顆粒芥末醬。調味用鹽巴和胡椒。搭配小法國長棍麵包會很好吃。

## 點心

270 卡

一把綜合堅果

喝水！

TUE.
星期二

## 晚餐

423 卡

**鷹嘴豆馬薩拉（經典的印度鷹嘴豆咖哩）**

**——三到四人份**

用單一不飽合菜籽油快速把下列香料烤香：一茶匙咖哩粉（可以加更多調味）、薑黃和一點茴香豆。加入三瓣壓碎的蒜頭、一條紅辣椒、一顆切碎的小洋蔥，以及半顆切碎的紅甜椒。煮軟之後，加入一罐瀝乾的鷹嘴豆（保留湯汁）跟一湯匙的奶油，然後在高溫下用力攪拌。當鷹嘴豆完全裹上醬料後，把保留的鷹嘴豆湯汁和一杯水倒入，讓食材剛好被覆蓋。把火關小煨煮，別讓湯汁溢出，然後收乾咖哩醬。同時把印度香米（basmati rice）煮好。上桌時在咖哩和飯上面灑上許多新鮮的香菜。細切的番茄和洋蔥以及黎巴嫩小黃瓜做成沙拉，淋上檸檬汁，就是完美的搭配。

## 早餐

喝水！

一天熱量總計
1,669 卡

491 卡

一杯混進百香果（夏天時）或肉桂、蜂蜜和杏仁（冬天時）的瑞可塔乳酪

一杯茶或咖啡，加進富含鈣的低脂牛奶

喝水！

## 午餐

443 卡

**羊乳乾酪的甜菜根沙拉**

把五顆罐裝的迷你甜菜根切半。慢慢水煮一杯豌豆，等差不多煮熟的時候，再把一杯嫩菠菜葉加到水中燙軟。最後把五塊羊乳乾酪、甜菜根、西班牙洋蔥片、嫩菠菜葉和豌豆做成沙拉。

**調料：**一茶匙的橄欖油、一顆柳橙的汁、一茶匙的巴薩米可醋和調味用的鹽或胡椒。

## 甜點

121 卡

香蕉

喝水！

## 晚餐

881 卡／每份

**鮭魚炒荷蘭豆**

——**二人份**

在高溫的鍋中，用單一不飽和菜籽油快炒兩瓣壓碎的大蒜、青辣椒和一顆切碎的洋蔥以及鹽和胡椒。加入一小份高級鮭魚排（五百克），翻炒到半熟。把魚先起鍋然後加入紅蘿蔔片、紅甜椒片以及腰果。等煮軟時，加入去絲的荷蘭豆，然後再加入豆芽菜拌炒，最後重新把魚加進去翻炒，再加入照燒醬，就可以馬上配白飯吃。

喝水！

一天熱量總計

1,936 卡

WED.
星期三

## 早餐
261卡

快煮燕麥加上牛奶、蜂蜜和新鮮切好的桃子（夏天時）或罐裝李子（冬天時）

一杯茶或咖啡，加進富含鈣的低脂牛奶

喝水！

## 午餐
323卡

沙拉三明治加葡萄。

## 甜點
254卡

一把乾果和堅果。

喝水！

## 晚餐

1,212卡

**羔羊脊肉佐帕馬森乾酪馬鈴薯與烤紐西蘭番薯**

——一人份

**羔羊背脊肉：**在平底鍋塗上一茶匙的橄欖油，然後加入一顆細切的大蒜瓣和兩枝迷迭香的葉子。把修整過的二百克羔羊背脊肉兩面烤過，然後把火關小讓羔羊肉熟透。上桌前把羔羊肉放上五分鐘。

**帕馬森乾酪馬鈴薯與烤紐西蘭番薯：**把兩條中型馬鈴薯與一條中型紐西蘭番薯煮熟，再把馬鈴薯、紐西蘭番薯和西班牙洋蔥薄切成片，分層放上小烤盤，底下要鋪上稍微抹油的烘焙紙。在各層之間放進五十克削好的帕馬森乾酪、一枝百里香以及壓碎的鼠尾草葉，再用胡椒和一茶匙壓碎的肉豆蔻好好調味。最後倒上一顆經過輕打的蛋，烤至金黃色。

喝水！

一天熱量總計

2,050卡

THU.
星期四

## 早餐
320 卡

兩種你喜歡的水果

兩片抹上橄欖油的全麥吐司

一杯茶或咖啡，加進富含鈣的低脂牛奶

喝水！

## 午餐
298 卡

把之前剩下的帕馬森乾酪馬鈴薯與烤紐西蘭番薯搭配上新鮮的田園沙拉，然後淋上半顆左右的檸檬汁，並灑上胡椒。

## 點心　547卡

一點乳酪和薄脆餅乾

喝水！

## 晚餐　842卡

**熟烤鯛魚**　——二至三人份

這道菜非常簡單也相當好變化，訣竅就在於找到一間品質良好、販售美好鮮魚的魚販，其店面聞起來應該要有來自大海的香甜，而不是「魚腥味」。買一隻中等大小的鯛魚，請店家清理乾淨，並問問使用鋁箔得花多久時間煮熟。

在烤盤上先準備好一片特長的鋁箔，這樣等你把魚準備好，就可以很簡單地把魚包得密不通風。

在魚的兩側塗上大量的鹽巴和胡椒。

如果想要煮地中海式，就可以把魚放在鋪墊的新鮮茴香片上蒸，而不是用水煮。在魚肚裡塞入新鮮的茴香、薄荷和西班牙洋蔥圈，以及一些萊姆角。你可以在露出的那面劃上幾刀，並塞進更多的茴香和大蒜，並在最上面淋上大量的橄欖油。重要的是，要加入四大湯匙的水。然後仔細地用鋁箔包起來，依據所需的時間放入中火熱度的烤箱中烤。時間到了以後，小心打開鋁箔紙，查看肚子內側的肉是不透明（熟透）還是半透明（未煮透）。如果還沒煮熟就放回烤箱繼續烤，但要注意不要烤太熟。

如果要煮中式，可以把魚放在鋪底的白菜上，然後在魚肚裡塞入蔥、嫩薑和竹筍，以及切碎的牡蠣和瑞士棕色蘑菇。最後用醬油取代水。

可以配白飯和燙青菜。

飯後可以吃草莓和冰優格當甜點。

喝水！

一天熱量總計

2,007 卡

FRI.
# 星期五

## 早餐
290 卡

一顆蛋的煎蛋捲，配上你喜歡的香草，三片洋菇或瑞士蘑菇，還有十克的帕馬森乾酪

一片全麥吐司

一杯茶或咖啡，加進富含鈣的低脂牛奶

喝水！

## 午餐
390 卡

黑麥麵包的酪梨三明治，加上新鮮水果（夏天可以吃桃子，冬天吃梨子）

## 點心
143 卡

一杯優格

喝水！

## 晚餐

996卡／每人

**蛤蜊義大利麵（細扁麵）**——二人份

沒有人會想在星期五晚上煮一道複雜的晚餐。這是一道好吃易煮又百分之百正統的義大利菜。把大量的鹽水煮沸，然後放進三百克品質良好的義大利細扁麵，煮到彈牙。同時在大平底鍋裡嫩煎三瓣壓碎的大蒜，以及細切的洋蔥和紅甜椒，然後加上一大湯匙的奶油、橄欖油、鹽巴和胡椒以及一小搓奧勒岡葉。等到煮軟後，加入三百克的新鮮蛤蜊，然後把火轉大，五分鐘內蛤蜊就會開始打開。接著加入三分之一杯的白酒，然後降溫兩分鐘就完成。把瀝乾的義大利麵放進平底深鍋內攪拌均勻就可以上桌了。搭配熟番茄加上迷你博康奇尼奶酪以及羅勒葉和橄欖油做成的義式卡布里沙拉，再配上溫暖的晚餐圓麵包。請慢用！

**餐酒：**一到兩杯白蘇維濃（Sauvignon Blanc）白酒。

喝水！

一天熱量總計

1,819卡

SAT.
星期六

## 早餐

453卡

一個抹上二大湯匙低脂奶油乳酪的貝果
兩片煙燻鮭魚，切丁的西班牙洋蔥、酸豆和現擠檸檬汁
一杯茶或咖啡，加進富含鈣的低脂牛奶

喝水！

## 午餐

**智利玉米羅勒泥**

**——四人份**

你的朋友和家人會愛上這道來自南美的夏日經典佳餚。

你需要十二根完整的新鮮玉米、半把羅勒和一顆大洋蔥，以及橄欖油，鹽巴和胡椒。剝掉玉米的葉子再去掉玉米鬚，然後洗乾淨，用小刀小心把玉米粒分離，逐步把玉米粒移到攪拌器，跟羅勒葉一塊打成泥，並維持粗糙的濃稠度。把玉米羅勒泥移到平底深鍋中慢煮，並經常攪拌（這點非常重要）。用平底鍋嫩煎細切的洋蔥，

914 卡

並加入鹽巴和胡椒，也可隨自己的喜好加入綠辣椒。把煎好的洋蔥放進煨煮中的玉米羅勒泥，並時常攪拌達三十分鐘。如果玉米羅勒泥變得太濃稠，可以加一點牛奶（豆漿也可以），並依自己的喜好調味。上桌的時候可以裝在鄉村風的陶瓷碗中，並用羅勒葉裝飾。上桌時還可以搭配由番茄、油和香菜末組成的沙拉，並配上溫熱的拖鞋麵包。（**注意：**煨煮時記得加上蓋子，免得弄得一團糟。）

**餐酒：**一到二杯卡本內蘇維濃（Cabernet Sauvignon）紅酒。

## 點心

222 卡

橄欖、嫩黃瓜和沾醬以及全麥皮塔餅

喝水！

## 晚餐

**蔬菜燉湯**

在飽足又營養的午餐後，輕食的晚餐是必須的。這道湯品是極為舒適的食物，把蕃薯和整個蒜瓣（含皮）以及

570 卡

紅甜椒一起放進烤箱烤，直到表面焦黃，再把甜椒表面焦黑的部分剝去並擠出蒜泥。大略切塊後，放進攪拌機或食物調理機內打到滑順。在倒入橄欖油的平底深鍋中，煎更多切碎的蒜頭、蔥和切成薄丁的芹菜梗，再加入鹽巴和胡椒。等煮軟後加入蔬菜泥和少量的水煨煮幾分鐘。上桌時可搭配上溫熱的硬皮麵包和特別研磨的胡椒。

喝水！

**一天熱量總計**
**2,159 卡**

## SUN.
## 星期日

### 早餐

335 卡

兩片全麥鬆餅，搭配蔓越莓乾或無核小葡萄乾，還有香蕉片

一杯茶或咖啡，加進富含鈣的低脂牛奶

喝水！

## 午餐

1,053卡

**鮪魚和烤國王明蝦** ——**四人份**

十五分鐘就能完成……不論是用烤肉架還是烤箱來烤都很完美。先準備兩塊生魚片等級的鮪魚肉塊和七百五十克的綠色大明蝦（剝皮並去除腸泥）。事先把竹籤泡在水裡一小時，然後把明蝦按照下列順序串起來：紅甜椒、鮪魚、大酸豆（caperberry）、明蝦、紅甜椒、鮪魚、大酸豆等等。再沾上細切的大蒜，灑上檸檬皮屑，用鹽巴和胡椒調味。每一面用高溫烤上三到四分鐘。上桌時可搭配馬鈴薯泥和加入檸檬和橄欖油的萵苣莎拉。

**餐酒：**一到二杯榭密雍（Semillon）和蘇維濃的混白酒。

## 點心

190卡

自家調配的蘋果紅蘿菠薑汁

喝水！

## 晚餐

961 卡

**摩洛哥雞肉的古斯米香料飯**

在平底鍋上輕輕塗上一茶匙的橄欖油，然後加進一瓣大蒜、一條小紅辣椒、一茶匙的辣椒粉和一茶匙的茴香豆到油裡，接著在調味過的油裡稍微炸一下雞胸肉，再用鹽巴和胡椒調味。

**古斯米：**煮一杯蔬菜高湯，然後淋在一杯古斯米上，靜置五分鐘。把一顆番茄、一顆酪梨、一顆西班牙洋蔥和半杯香菜切丁後，拌入古斯米中，最後放上雞胸肉。

喝水！

一天熱量總計

2,539 卡

## 你需要多少卡路里？

正如本章稍早所提及，確認你每日卡路里需求量的最好方法，是使用其中一個建議的線上計算器。許多因素都很重要，包括你的年齡、性別、身高與體重——當然還有你的活動模式。下文的表格是比較擁有相同身體質量指數（BMI）的男女，在不同年齡和不同活動模式下，所需的每日卡路里預估值。

請注意，當我們年紀漸長，每天所需要的卡路里也越少，但也可能多於被活躍生活模式抵銷的部分。

這個**健腦餐計畫**的一週總卡路里量是一萬四千一百七十九卡，換算成每日平均攝取量就是二千零二十五卡。

使用下表，比較一下這個健腦餐和你目前每天可能燃燒的卡路里量。

| | 年齡 | 久坐不動 | 活動 |
|---|---|---|---|
| **男性** | | | |
| **175 公分／75 公斤** | 30 | 2,100 卡 | 2,550 卡 |
| **BMI ＝ 24.5** | 60 | 1,900 卡 | 2,250 卡 |
| **女性** | | | |
| **165 公分／67 公斤** | 30 | 1,750 卡 | 2,100 卡 |
| **BMI ＝ 24.6** | 60 | 1,600 卡 | 1,900 卡 |

# 第 5 章　膽固醇是怎麼一回事？

大多數人都知道，對於維持良好的身體健康來說，把自己的膽固醇控制好是非常重要的。除此之外，我們可能也熟悉於區分「好」膽固醇和「壞」膽固醇。然而，就算是受過醫學教育的人也可能會驚訝地發現，膽固醇和腦功能以及失智症之間的關聯，正逐漸成為解開阿茲海默症的一道潛在線索。

## 身體如何管理膽固醇值？

雖然我們身體處理膽固醇的方式很複雜，但卻值得我們花時間試著去了解膽固醇是如何進入我們的身體系統，以及膽固醇是如何在體內被代謝，還有我們是如何擺脫膽固醇。讓我們先從最重要的地方看起。膽固醇經由飲食進入我們體內，而動物脂肪和蛋類則是膽固醇僅有的天然來源，會經由腸子吸收，再藉由血液供給運送到肝臟。事實上，在吃過大餐後，我們的血液會變得混濁，是因為所有被吸收的脂肪和膽固醇在血液裡變成了四處漂浮的迷你脂肪小滴！肝臟接收了這些漂浮的膽固醇複合物，然後調節兩個平行的代謝過程。第一個形成了所謂的「**外源性途徑**」（*exogenous pathway*），它可說是把迴路關閉。膽固醇與膽酸被泵出肝臟後會儲存在膽囊，之後再次進入腸子，幫助消化並再次被重新吸收，或在上廁所時被排出體外。因此，任何「膽道系統」（biliary system）的阻塞，例如膽結石，將會在其他影響下導致血漿中的膽固醇增加。

第二種代謝過程被稱為「**內源性途徑**」（*endogenous pathway*），因為它說明了肝臟與身體如何在腸外分解並重新合成膽固醇。我們的肝臟會慣常地把膽固醇重組成極低密度的膽固醇（very low-density cholesterol），也就是「極低密度脂蛋白」（VLDL），它們會經由血液輸送，然後在微血管中被酵素轉化為低密度的膽固醇（low-density cholesterol），也就是「**低密度脂蛋白**」（LDLs）。肝臟裡的低密度脂蛋白受體代表肝臟為了維持均衡的低密度脂蛋白值，能夠像自動調溫器一樣運作：當低密度脂蛋白值高的時候，會導致極低密度脂蛋白的生成減少，反之亦然。低密度脂蛋白會被體內的所有細胞吸收，因為它會形成細胞膜的關鍵成分。

當細胞吸收了低密度脂蛋白後，就算是在細胞內，也存在一個「負回饋」的控制形式。當細胞吸收更多的低密度脂蛋白，細胞表面就會製造越少受體，因而限制了低密度脂蛋白進入細胞內的多寡。低密度脂蛋白的入口藉由減少稱為「**羥甲基戊二酸單醯輔酶**A**還原酶**」（*HMG-CoA reductase*）的細胞關鍵酵素，也抑制了細胞內的膽固醇重組。有史以來最成功的商業用藥之一——他汀類藥物（Statins）就是因為抑制了這項關鍵酵素的活動，才能夠在最安心的狀態下減少血漿內的膽固醇。

膽固醇以「**高密度脂蛋白**」（high-density lipoproteins, HDLs）的形式離開我們的細胞，而肝臟中亦有與之對應的一類特殊受體。高密度脂蛋白會被血液再次吸收，然後轉換成另一種形式而被再次利用，或者經由外源性系統加以分解並排除。這些有點複雜的過程可見圖 3 概述。

因此，再清楚不過的是，為了維持平穩的膽固醇值，人體已經發展出一套非常複雜的系統，而肝臟稱得上是領導者，負責管理膽固醇的出入值，以及該把多少膽固醇轉變成另一種形式。此外，由於每個細胞也都帶有「負回饋」的機制來確保自己不會吸收太多膽固醇，所以身體會採取多層級的作法。

## 當我們攝取太多膳食膽固醇會怎樣？

一般來說，身體的微調系統能夠做得非常好。對現代社會的我們來說，根本問題在於演化的速度跟不上我們的生活方式和飲食習慣。如今我們攝取過多的動物性脂肪以及富含膽固醇的食物，以致於我們的肝臟和細胞應付不了，如此過量的膳食膽固醇意味著血液和細胞中的低密度脂蛋白膽固醇達到了飽和，於是在我們的動脈和血管裡便出現了特別糟糕的連鎖反應——滿載膽固醇的細胞堆積在血管內壁，而且形成斑塊以及發炎反應。所以我們的動脈會開始變得狹窄而硬化，導致血流和彈性減少，當這些發生在位於心臟的主要血管就會導致心絞痛。有時候這些斑塊會變得不穩固而剝落，或者血管剛好

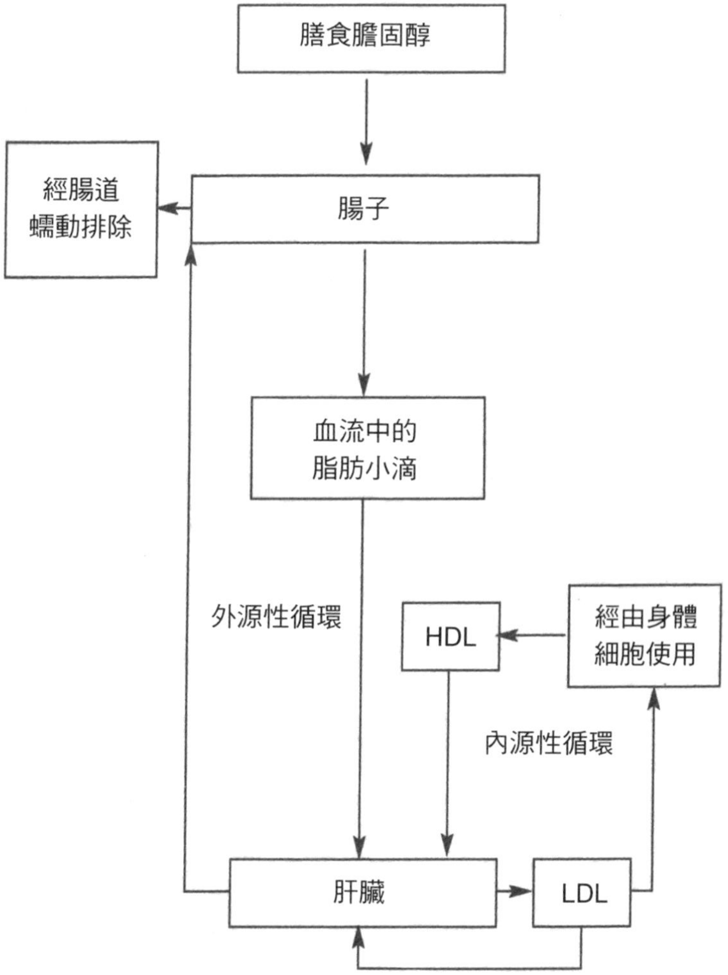


**圖 3**

非常簡單的概要，說明了人體如何處理膽固醇。請注意，在外源性系統中，膽固醇的循環基本上是透過腸子，而在內源性系統中則是經由肝臟組成和重組。

完全被堵塞，就會造成心臟病發作或中風。

幸運的是，現代醫藥科學能夠理解這個複雜的生物學，所以不管是利用藥物或非藥物的手段，我們現在已經能夠透過相對安全又簡便的方法來控制血管中的有害膽固醇堆積。這在過去二十年來已經依序改善了已開發國家中動脈硬化、心臟病、不穩定型心絞痛，以及心血管疾病的死亡發生率，於是我們的平均壽命也在同一段期間內相應地提升了。但是這樣的醫學成就卻帶來了預料之外的結果，那就是年過六十五歲以後，每增長五歲，我們得到失智症的機率就增加超過一倍。而我們同樣沒有預料到的是，這個跟提高壽命有關的膽固醇代謝途徑，同樣也可能跟阿茲海默症有關。

## 膽固醇與大腦功能有關嗎？

### 富含脂肪的大腦

令人訝異的是，大腦是我們含有最多膽固醇的器官。人類的腦細胞已經發展出一種非常特殊的方式來處理膽固醇，並將之用於特殊目的。大腦的膽固醇並非仰賴膳食膽固醇提供，也不是來自肝臟所製造和轉換的膽固醇，而是經由自身一種受到低估的腦細胞自行生成，這種腦細胞稱為「**星狀膠質細胞**」（astrocytes）。而星狀膠質細胞所製造的膽固醇會經由一種重要的轉運分子運送到神經元，這種轉運分子稱作「**脫輔基脂**

**蛋白 E**」（apolipoprotein E, APOE）。這個 APOE 複合體會被我們的神經元吸收，然後在腦細胞內被微小的細胞器（organelles）處理掉。接著，這個經由腦細胞處理的膽固醇會被嵌入細胞膜而成為「**膽固醇脂筏**」（cholesterol lipid rafts），也就是腦細胞外膜裡的小小膜片（patches），就像一個平臺一樣，膽固醇會在那裡集中和「漂浮」。圖 4 用簡單的圖表說明了這個構造。

神經生物學現在已經有一個完整的分支，在詳述許多大腦的細胞膜受體和酵素是如何**嚴重**依賴這些脂筏的適當密度與型態。令人訝異的是，傳統上被假設為阿茲海默症之關鍵病理學介質的 β 澱粉樣蛋白，其生成也同樣依賴這些膽固醇脂筏的活動。

以我們目前所知，如果要在細胞外產生 β 澱粉樣蛋白，至少需要三個關鍵情況。首先澱粉樣蛋白前驅蛋白（一種貫穿腦細胞內外兩側的長條狀蛋白質）需要被一種稱為 α 分泌酵素（alpha-secretase）的酵素從內部剪斷（這部分說明的專業術語有點多，或許可以藉由圖 4 的幫助來理解），而 α 分泌酵素並不會跟膽固醇脂筏有直接的接觸。接下來，澱粉樣蛋白前驅蛋白會經過 β 分泌酵素（beta-secretase, BACE）的剪切，然後才在 **γ 分泌酵素**（gamma-secretase）的剪切下，把 β 澱粉樣蛋白釋放到細胞外空間，而這兩種分泌酵素**都會**跟膽固醇脂筏直接接觸。

生物學研究已經指出，減少細胞的膽固醇可以抑制 β 分泌酵素的活動力，因而減

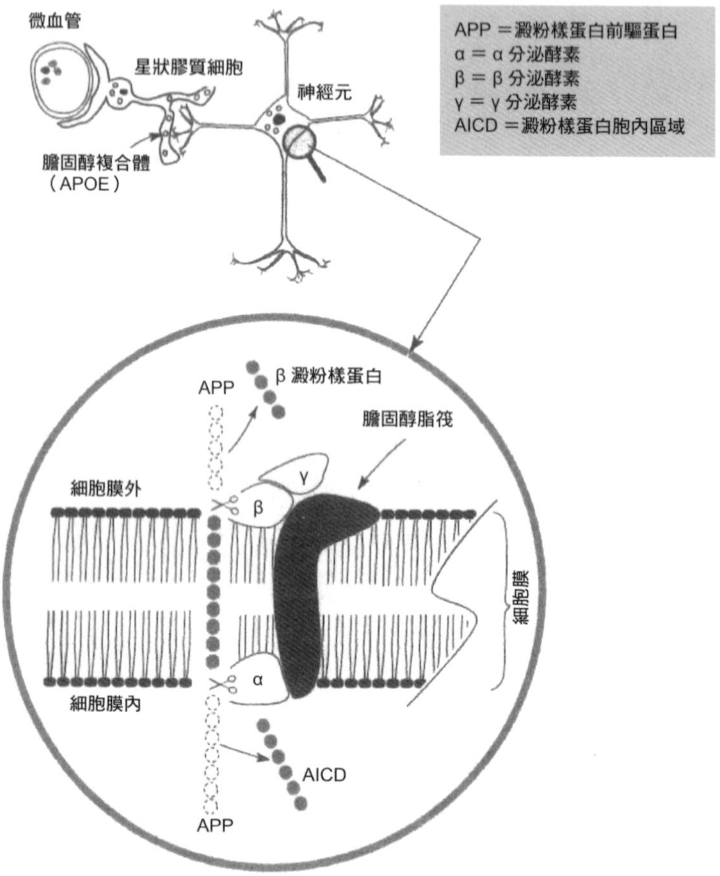


**圖 4**

上圖顯示了大腦的「三位一體」：神經元、星狀膠質細胞和微血管。膽固醇在星狀膠質細胞內合成後，被運輸到神經元內作為「脫輔基脂蛋白 E」（APOE）的膽固醇複合體，圖示下方的部分放大了神經元的外細胞膜，顯示膽固醇脂筏如何作為不可或缺的一部分，來協助 α 分泌酵素、β 分泌酵素以及 γ 分泌酵素運作，將澱粉樣蛋白前驅蛋白（APP）切斷，因而把 β 澱粉樣蛋白釋放到細胞外空間。

少細胞外的β澱粉樣蛋白[1]。所以有一種減少細胞膽固醇的方法，就是用最小劑量卻有效的他汀類藥物來對待細胞，這種他汀類藥物跟一般用來降低心臟病患者膽固醇的藥物相同。研究過度表達β澱粉樣蛋白的基因改造小鼠發現，使用他汀類藥物進行治療後，能減少β澱粉樣蛋白的生成與阿茲海默症的病狀。而人類使用他汀類藥物來進行治療後，也可以在經由腰椎穿刺所抽取的腦脊髓液（cerebrospinal fluid, CSF）中檢測到β澱粉樣蛋白的減量。

## 臨床試驗

正如你可能猜測到的結果，我們在實驗室裡和動物研究中，甚至是在某些人類實驗中所看到的美好模式，很可惜都沒能在臨床試驗中轉為正向的結果。臨床醫生會預期看見正向的效果並不是沒有理由，因為流行病學研究顯示，中年時的高膽固醇值與老年時罹患阿茲海默型失智症的機率增加有關。除此之外，那些已經在使用他汀類藥物治療的人們，在長期的追蹤研究中，其罹患失智症的風險似乎也降低了。

「普伐他汀用於處境危險之老年人的前瞻研究」（Prospective study of pravastatin in the elderly at risk, PROSPER）是一個隨機的臨床試驗，其結果因此在高度預期下獲

---

1 B. Wolozin, 'Cholesterol and the biology of Alzheimer's disease,' *Neuron*, 2004, 41:7-10.

得了深深的失望。試驗在將近六千位擁有高膽固醇的人身上進行，他們冒著罹患心血管疾病的風險，被隨機分配於服用他汀類藥物或安慰劑。結果經過三年的追蹤後發現，兩邊在罹患失智症的機率上並沒有任何差別，這完全跟預期不符。因此藥廠和一些研究人員批評這項研究並沒有使用「適當的」他汀類藥物，而且還強調了其他研究方法上的問題。目前還有九個隨機對照試驗正在更進一步地測試這些藥品之於失智症的效果。

讓情況更加不明的是，最近有更多研究開始質疑最初將血液膽固醇值跟失智症聯繫在一起的研究[2]。舉例來說，驗屍研究發現，在阿茲海默症患者的腦細胞膜內的確比他們的健康對照組擁有**較少**的膽固醇，所以使用他汀類藥物來進一步減少膽固醇，反而弊大於利。舉例來說，研究罹患阿茲海默症的基因轉殖鼠發現，其β澱粉樣蛋白斑塊的形成是增加而並非先前研究中的減少。詳細的實驗研究還強調（醫生透過血液樣本所測得的）外周膽固醇與大腦膽固醇之間**並沒有連結關係**，這表示即使擁有**增高的**血液膽固醇，也可能擁有**降低的**大腦膽固醇。有一些後續追蹤的流行病學研究也已經失敗了，它們無法找到使用他汀類藥物和新發失智症之間的關聯，因此對早先提出關聯性的資料存疑。

當然，還有一種更麻煩的說明是，傳統的β澱粉樣蛋白假說根本就是錯的。如果實驗研究表示腦脊髓液中的澱粉樣蛋白，能經由他汀類藥物的治療而減少高達百分之四十，而多國的臨床試驗卻在失智症的患病率上看不到任何影響，那麼其中明顯有什麼出錯了。正如本書在其他地方所提到的，已經有一個假定把焦點放在β澱粉樣蛋白上，而不是突觸的功能上，所以認為消除β澱粉樣蛋白會自動導致失智症的預防。然而，突觸功能和膽固醇、β澱粉樣蛋白以及失智症之間的關聯，卻遠比先前所假定的還要微妙而具有功能性。

舉例來說，如果我們藉由阻斷γ分泌酵素來停止β澱粉樣蛋白的生成，神經元就會死亡，至少**在試管中**是如此。β澱粉樣蛋白在生理學中的適當角色直到現在開始受到重視，所以某些科學家把這種情況比喻為惡夢初醒。有些團體指出，β澱粉樣蛋白可以拿來當做抗氧化劑，因為它能夠中和漂浮在細胞內部或周圍的不安定金屬毒性。還有其他團體指出，β澱粉樣蛋白可以扮演跟突觸放電（firing）有關的負回饋角色，當訊息的放電頻率（firing rate）太高時，細胞便會處於累積有毒副產品的危險中，所以β澱粉樣蛋白會發信號給細胞，要它把速度慢下來。

由於這些發現，那些認為β澱粉樣蛋白不好而需要被移除的教條式看法開始受到挑戰。而這些結果也激發了一些問題，像是為什麼我們會在阿茲海默症患者腦中看到這麼多的β澱粉樣蛋白？事實上，我們是（在大腦的病理變化中）藉由腦中存在的β澱粉樣蛋白來**定義**阿茲海默症，而這點在我看來，誘導了科學家去認為β澱粉樣蛋白之

2 L. Shobab, G. Hsiung and H. Feldman, 'Cholesterol in Alzheimer's disease,' *Lancet Neurology*, 2005, 4:841-52.

於失智症的記憶與功能問題有著因果上的關係。現在有一群人數逐漸增加的科學家們認為，我們在阿茲海默症患者腦中看到的β澱粉樣蛋白增生，反而可能是一種徵兆，反應了大腦針對一種更源頭且尚未被確認的問題所產生的正常適應與補償。

同樣地，為了維持正常的突觸功能，大腦的細胞膜內需要一定程度的膽固醇含量。相對來說，突觸作為神經元溝通彼此的關鍵接合區，裡頭擠滿了澱粉樣蛋白前驅蛋白與膽固醇脂筏，而突觸膜和它的許多次要成分中則是特別富含膽固醇。在實驗室裡只是把膽固醇加入神經元中，突觸的數量和特化於運送**神經傳導物質**（neurotransmitters）到突觸接合區的次單元（sub-units）形成數量都會大量增加，因此能讓資訊從一個腦細胞傳遞到另一個。

## 遺傳學、膽固醇與失智症

最近一項研究發現，γ分泌酵素的活動可能**同時**參與了β澱粉樣蛋白的生成**以及**膽固醇經由APOE這個轉運分子進入大腦的過程。因此，這是在傳統β澱粉樣蛋白的處理途徑跟膽固醇的代謝之間建立分子連結的第一塊證據，至少在小鼠身上是如此。另一方面，γ分泌酵素的功能也仰賴適當集中並活動於周圍的膽固醇脂筏。因此，澱粉樣蛋白與膽固醇的代謝似乎是在一種過度複雜的生物過程當中相互依賴。

而讓這個複雜的生物過程不僅止於學術範疇的是，在篩選過數百萬個基因之後，只有APOE與失智症有聯繫。所以如果你有一個罹患失智症的一等親，那麼你罹患失智症的機率也會比其他人要高。至於患病風險會增加到何種程度，說來複雜，而且似乎還要端看你的親屬是在幾歲時發病，以及你自己目前的年齡。舉例來說，如果你的一等親是在早期（接近六十歲）罹患阿茲海默型失智症，而你自己現在剛好六十歲，那麼你在接下來的十年內，罹患失智症的風險將比那些一等親在八十歲時發病的人要高出十倍。另一方面，如果同一個人在接近八十歲時仍然沒有罹患失智症，那麼基於他有一個親人在六十幾歲時罹患失智症的事實，在接下來的十年內，他將不會增加罹患失智症的風險。很複雜對吧？但無論如何，就我們所知，這樣複雜的遺傳關聯是跟你DNA裡帶有哪一種APOE基因有關。

**APOE基因**（APOE gene）被發現位於第十九條染色體上，而且編碼為三種分型——APOE2、APOE3或APOE4——的其中一種。由於我們從父母各別獲得一個複本，因此我們能夠攜帶六種APOE「標籤」的其中一種：2／2、2／3、3／3、3／4、2／4或4／4。我們腦細胞所製造出來的最終APOE蛋白質，作為我們基因遺傳的結果，裡頭的差異實在很微小。APOE蛋白質由兩百九十九個胺基酸組成，而帶有一個2／2基因的人與一個4／4基因的人之間，其差異僅僅只有極少的四個胺基酸。然而，這四個胺基酸卻製造了重大的衝擊，因為每一個「4」在一個人的APOE基因編碼裡，都會讓失智症的平均發病年齡降低有八年之多，帶有一個ＡＰＯＥ４基因的個體，終其一生罹患失智症的機率會比其他人多三倍，而帶有兩個ＡＰＯＥ４基因的人，則是多了八倍。

ＡＰＯＥ４的分型是如何又是為什麼能夠導致罹患失智症的風險增加，目前仍然不得而知。有人推測這個類型可能比較「澱粉樣蛋白」，也就是說，它可能會擾亂細胞膜內的正常膽固醇值，並導致β澱粉樣蛋白的生成增加，或者它本身可能就會直接毒害神經。可惜到目前為止，這些都只是純粹的假設。

## ■ 我應該檢查自己是否擁有ＡＰＯＥ４基因嗎？

當一個疾病發現了遺傳性的危險因子時，其所造成的不安是可以理解的。雖然ＡＰＯＥ４與失智症的連結關係已經被發現有一段時間了，但它卻不是一個一般常識，這其中有一些原因。

第一，在我們還無計可施時，醫學界並不提倡遺傳性危險因子的檢測，這是醫學界的普遍準則。既然我們此時並沒有確證的失智症預防策略，不管你是否擁有ＡＰＯＥ４，得到這樣的資訊又沒有策略上的正向作為，一切似乎都是徒勞。

第二，就算你帶有「雙倍劑量」的４／４，也不保證你一定會得到失智症。沒錯，你的患病機率確實比其他人高，但那並非預先決定的結果。

第三，舉例來說，如果你在中年時檢測，也就是在失智症變成現實風險的前二、三十年，或許在這段過渡期間，就會有干預失智症的新方法和治療方式出現。

因此，我們**現在**拿到APOE4的檢測結果，唯一的下場就只有擔心，並沒有任何好處，在臨床上兩邊的結果都是負面的。當然，如果你希望檢測，你需要自費。

在APOE4這個遺傳性危險因子出現確切的預防療法之前，我肯定**不會**檢測，在這段時間內我們都是處於同舟共濟的狀態，我們所擁有的都是一些可能有用的預防措施，把這些累積起來，希望能夠降低罹患失智症的機率，而這也是這本書的出發點！

**第四課，維持高HDL（高密度脂蛋白）膽固醇和低LDL（低密度脂蛋白）膽固醇，這樣幾乎可以確實降低罹患心血管疾病的風險。但並沒有良好的證據指出這樣會降低罹患阿茲海默型失智症的風險。**

**建議四，保持正常的膽固醇。**

## 我該怎麼做？

- 讓醫生檢查你的膽固醇

- 如果你有高膽固醇，請重新檢視你的飲食習慣與活動等級。（請看第三章結尾的建議）
- 醫療選項：在試著改變飲食和生活習慣之後，跟醫生討論開始使用他汀類藥物治療的優缺點。

## 聚焦　失智症並非總是在晚年才發生

阿茲海默型失智症大多發生在晚年時期，但並非總是如此。事實上，**年輕型失智症**（younger onset dementia）對於病人、家人和醫療體系以及社會該如何應對他們的疾病來說都是一種挑戰。在這個特別的領域裡，專門研究年輕型失智症的心理學家艾德麗安・維瑟爾（Adrienne Withall）博士討論了這個狀況，並說明了目前所知的病因，以及我們可以做些什麼。

「年輕型失智症」指的是一個人在六十五歲前，他的記憶、決策能力與行為發生了改變。人生中的早發失智症會對病人的家庭造成難以想象的破壞，這些人可能有著年輕的配偶與仍住在家裡的孩子，其事業也正處於巔峰狀態，背負著重大的經濟責任。過早的退休與駕照的收回會讓病患極度洩氣，而他們的憂傷也會瀰漫整個家庭。在一些案例中，年長的父母可能必須重操舊業來照顧罹患失智症的兒女以及他們的孫子。

在年輕族群裡失智症的發生可能比你想的還要普及。在三十到四十四歲的群體裡，每二千人就有一例，而四十五到六十四歲的群體裡，則是每一千人就有一例。儘管案例非常地稀少，失智症也有可能發生在兒童、青少年和年輕人身上。阿茲海默症是六十五歲以上長者罹患失智症的主因，但在年輕人的失智症案例中卻只占了三分之一，其他導致年輕族群罹患失智症的原因還包括了額顳葉型失智症（通常始於行為上的變化，例如侵犯行為、人格變化、情感退縮和/或語言障礙）、路易氏體失智症以及跟其他疾病有關的失智症，例如帕金森氏症、亨汀頓氏舞蹈症或多發性硬化症。

值得注意的是，在比較年輕的族群裡，有些失智症的病因是可以預防的，包括血管性失智症、酒精關聯性失智症和因為頭部創傷造成的失智症以及愛滋相關失智症。提升公眾的認知，像是教育大眾關於濫用酒精會對大腦帶來的影響，將有助於減少具備這些情況的人。有趣的是，一九九一年澳洲強制規定要在麵粉中加入硫胺素（維生素B1），因而幫助降低了酒精關聯性失智症的患病率，因為其影響主要來自於硫胺素的缺乏。[3]

3 L.R. Drew and A.s. Truswell, 'Wernicke's encephalopathy and thiamine fortification of food: time

有些年輕型失智症患者是遺傳自雙親的基因，像是某些阿茲海默症與額顳葉型失智症的病例。雖然許多經由基因遺傳而罹患失智症的人是在六十五歲以下發病，整體的風險卻還是相對地低。那些擔心自己可能會遺傳到失智症的人，或是害怕自己可能會遺傳給孩子的人，可以去做基因檢測，但在做任何這類基因檢測之前你必須審慎地權衡利弊，所以重要的是進行遺傳咨詢。

由於年輕型失智症牽涉到多種疾病，病人在初期可能會反應一些不同的症狀，但罹患阿茲海默型失智症的年輕人，其所經歷的症狀和老年人是相同的，其中最大的不同在於，六十五歲以下的患者會有更普遍的行為問題，包括沮喪、情緒表現平淡，以及變得好爭等情緒與人格上的改變，還有出現囤積之類的強迫行為。

發生在年輕人身上的失智症非常難診斷，有些人會等很久才去看醫生，而且到診後通常會為自己的症狀找更普遍的解釋，例如壓力、沮喪或是更年期。因此，病人的失智症會等上好幾年才能確診。在某些案例中，缺乏診斷會導致不必要的離婚、經濟困難與家庭破碎。所以我們建議大家，不管年齡多大，都要向醫生吐露你對記憶、思考或行為上的任何關切，並要求醫生每六到十二個月都要重新評估你的症狀及治療。除此之外，在討論疾病時，只要有可能，我們建議讓兒童也參與其中，因為諮詢可能對他們有所助益，也對伴侶和其他家人有幫助。

罹患年輕型失智症的年輕人，由於他們處於不同的人生階段，身體的健康狀況也不太一樣，所以他們並不適用於主流的失智症服務，因為那些通常是針對年紀較大且身體較為虛弱的人。罹患失智症的年輕人，他們需要的服務是針對相同年齡的族群，而且專注於充滿活力和趣味的活動，例如肚皮舞、踏青或攝影。幸運的是，醫療服務現在開始注意到罹患此疾的年輕族群擁有不同的需求，因此以年齡層區分的團體也開始出現了。

年輕人也可能罹患失智症，只要大家增加對此的認識，就會有助於打破失智症是老年疾病的迷思。

**艾德麗安・維瑟爾博士**
**研究員**
**原發性失智症合作研究中心**
**新南威爾斯大學精神病學院醫學系**

---

for a new direction?', *The Medical Journal of Australia*, 1998, 168:534-5.

## ■ 更多資訊

若需要更多關於援助年輕型失智症的團體和服務資訊，請播打全國失智症諮詢專線 1800 100 500。[4]

'Understanding younger onset dementia' (2008). *Alzheimer's Australia Quality Dementia Care Series*. 這篇出色又好懂的文章可以在 Alzheimer's Australia 網站（https://www.fightdementia.org.au/）上搜尋「Understanding younger onset dementia PDF」，然後點選「Further reading and resources」的搜尋結果，即可在裡面找到這篇文章的下載連結。

**關於受到年輕型失智症影響的患者和照護者，有許多研究都是由維瑟爾博士帶領，她的聯絡方式如下：（02）9385 2597。**[5]

4 編按：此為澳洲的諮詢專線，台灣請撥打衛服部設立的關懷專線：0800-474-580。

5 編按：請注意，這並非台灣國內市話。

# 第6章　同半胱胺酸：一種新的膽固醇？

## 什麼是同半胱胺酸？

一直到一九〇〇年代早期為止，每年都有數以千計的人因為稱作「惡性貧血」（pernicious anemia）的情況而悲慘地死去。患者的紅血球會在顯微鏡下看起來明顯巨大，並出現體重減輕和神經系統上的問題，以及精神障礙，最後難逃一死。這種情況持續到一九二六年，才由惠普爾（Whipple）、米諾（Minot）和墨菲（Murphy）三位博士發現生食肝臟可以完全治癒這個疾病。惠普爾對他的狗進行放血來模擬貧血的狀況，然後發現貧血的情況在食用過一些盛滿肝臟的餐點之後就澈底改變了。三位博士因此獲得了諾貝爾醫學獎，以表彰他們這項革命性的新發現。

大約過了二十年後，美國和英國的研究人員才從肝臟分離出了一種具有療效的關鍵物質：鈷胺素（cobalamin），即**維生素B12**（vitamin B12）。然後英國的化學家多羅西·克勞福特·霍奇金（Dorothy Crowfoot Hodgkin）在一九五五年發現了維生素B12的完整化學結構，這才使得維生素B12能夠被大量生產並用於治療全世界的惡性貧血問題，她的成就也因此獲得了諾貝爾獎表揚。

同一時間，在印度工作的病理學家路西・威利斯（Lucy Willis）發現酵母和綠葉蔬菜的萃取物也能夠對抗巨細胞貧血，包括惡性貧血。一九三〇年，這種萃取自綠葉的物質在經過識別後被恰如其分地命名為「**葉酸**」（folate）。

這兩個巨大的發現合在一起，讓人們在接下來的三十年內清楚瞭解了我們的身體是如何製造關鍵胺基酸之一的甲硫胺酸（methionine），也就是幾乎所有蛋白質的關鍵基礎材料。簡單來說，葉酸和維生素 B12 兩者在兩種複雜的生物化學循環中都是不可或缺的一部分，而這兩個循環的產物包括了甲硫胺酸與**同半胱胺酸**（homocysteine）。我們對此的理解有一部分是來自於臨床研究，那些天生擁有非常罕見之遺傳變異的幼童，其葉酸與甲硫胺酸的生物化學循環在一定方面受到了這些變異的影響。這些短命的不幸孩童不僅患有智能障礙，在他們的血液裡也含有大量集中的同半胱胺酸，甚至到了尿液可以檢出的程度。驗屍報告也指出，他們的主要心臟動脈遭到了膽固醇堵塞，而且整個大腦都有中風的跡象，這種腦部變化一般只會出現在七十歲的長者。

既然有一些不同的遺傳變異跟葉酸和維生素 B12 的代謝有關，這一切似乎都導向了共同的途徑——增加的同半胱胺酸和心血管疾病。病理學家吉爾默・麥卡立（Kilmer McCully）在一九六九年提出，當同半胱胺酸從微量升到少量，不管是什麼原因，都有可能在一般人群身上造成心血管疾病，這點在隨後的動物研究已經得到證實，因為不管是餵食還是注射同半胱胺酸，的確都會加重血管疾病。

現在有越來越多（但還不到全部的）心臟病學家認為同半胱胺酸的增加可能是心臟病的危險因素[1]。然而，究竟是怎麼發生或是為什麼會發生，還是混屯不明。有些人認為，同半胱胺酸會增加血小板形成黏塊的傾向，又或者同半胱胺酸本身就是一種內在的氧化劑（請見第四章關於氧化與抗氧化劑的資訊）。從前幾章的內容看下來，我們可以預期的是，對心臟有害的東西似乎也對大腦有害。可是對於同半胱胺酸來說，這個準則也適用嗎？

## 高血漿同半胱胺酸與大腦疾病

高血漿同半胱胺酸與心臟疾病的連結，也出現在它跟腦血管疾病之間，特別是中風。規模非常大也很有影響力的美國佛萊明罕研究（Framingham Study）監測了一個近乎兩千多人的群體，裡頭都是剛開始健康無虞的年長者，然後分析什麼因子能夠用來獨立預測中風。[2]經過十年的追蹤期，他們發現那些擁有高同半胱胺酸值的人，其中風的機率比那些擁有低同半胱胺酸值的人高出了一點八倍。

在健康的人群裡，高同半胱胺酸值也跟腦白質病加重和發病率增加有關，同時還跟更全面的大腦萎縮有關，包括海馬迴的萎縮，大家所熟知的海馬迴是一個記憶結構，在阿茲海默症中特別容易受到影響。柏敏德．薩奇德夫（Perminder Sachdev）教授是雪梨神經心理研究學院的主任，也是最早指出高同半胱胺酸在健康年長者身上會跟大腦萎縮有關聯的團隊成員之一（而我在這個團隊中是普通的研究助理）。[3] 這些發現連同其他相似的研究一起讓研究人員開始懷疑同半胱胺酸是否也可能是導致失智症的原因。

## 同半胱胺酸跟失智症有進一步的關聯嗎？

如果高同半胱胺酸值會增加我們得到心臟疾病、中風與大腦萎縮的機會，那麼它是否也會增加罹患失智症的機率？在這個問題上，結果還不是很清楚。大型的佛萊明罕研究發現，經過八年的追蹤，那些同半胱胺酸值位於最高區塊的百分之二十五者，其罹患失智症的風險會增加一倍。而且至少還有兩項大型的縱貫性研究都得到了相似

---

1 C. Boushey, S. Beresford, G. Omenn and A. Motulsky, 'A quantitative assessment of plasma homocysteine as a risk factor for vascular disease: probable benefits of increasing folic and intakes,' *JAMA*, 1995, 274:1049-57.

2 A.G. Bostom et al., 'Nonfasting plasma total homocysteine levels and stroke incidence in elderly persons: the Framingham Study,' *Annals of Internal Medicine*, 1999, 131:352-5.

3 P. Sachdev, 'Homocysteine and brain atrophy,' *Progress in Neuropsychopharmacology & Biological Psychiatry*, 2005, 29:1152-61.

的結果。[4]然而，「華盛頓高地－哥倫比亞老化專案」（Washington Heights-Columbia Aging Project）這項備受關注的大型縱貫性研究卻沒能發現類似的關聯性。

有趣的是，在失智症患者身上，高血漿同半胱胺酸指數與偏低的認知表現相關。[5]一般來說的確如此，失智症患者通常都比一般人擁有更高的同半胱胺酸數據。

最近有更多的研究結果已經把同半胱胺酸與認知功能的關聯延伸到了一般的年長人口。其中一項研究發現，那些擁有低同半胱胺酸值的人，跟數值屬於最高區塊百分之二十五的人相比，其認知差異相當於四點二年的老化。

來自生物學研究的證據指出，高同半胱胺酸會經由多種途徑促發失智症。其中一種機制就是促進包括腦血管系統在內的血管系統阻塞，然後導致大腦缺血、中風，最後變成血管性失智症。另外在模擬阿茲海默症的動物模型身上，高同半胱胺酸的飲食方式會增加β澱粉樣蛋白的產生。這個結果引發了同半胱胺酸是否在阿茲海默型失智症中扮演著主要角色的議題。

然而，在罹患阿茲海默症的基改動物身上，似乎有越來越多增加澱粉樣蛋白生成的因素。因為這些經過精心設計的動物，是為了不斷生成病理性的蛋白質，所以這可能表示牠們對於研究人員的任何操控都會表現出過度敏感。目前的底線是，當我們想要預測人體試驗會發生什麼作用時，這些罹患阿茲海默症的動物「模型」，仍然不是模範動物市民。因此，我們無法保證這類證據跟高同半胱胺酸是否會在人類身上造成失智症有任何的關係。

另外還有一個問題是，高同半胱胺酸值並非只出現在罹患失智症或阿茲海默症的人身上。在一連串的年長精神病患者身上，減少的維生素 B12 與葉酸會在許多人身上造成不同的診斷。所以，那些失智症患者會不會只是因為飲食不當而導致葉酸與維生素 B12 的不足，以及高血液同半胱胺酸的**高同半胱胺酸血症**（*hyperhomocysteinemia*）？還是一樣，資料又再次相互矛盾。

有些研究指出，升高的同半胱胺酸是發生在一般缺乏營養的情況下，但其他研究卻又指出相反的結論。然而，更進一步的研究指出，維生素 B12 與葉酸的飲食攝取完全適合老年時期，因為隨年紀增長而好發的萎縮性胃炎（慢性的胃粘膜發炎）可能代表這些維生素並沒有被適當地吸收，也因此導致了同半胱胺酸的升高。即使如此，還是有資料顯示，有些年長者雖然擁有升高的同半胱胺酸，但血液中的維生素 B12 與葉酸卻都維持在完全正常的數值，於是，關鍵的議題仍然存在：減少同半胱胺酸會改善大腦健康

4 M. Savaria Morris, ‘ Homocysteine and Alzheimer’s disease,’ *Lacnet Neurology*, 2003, 2:425-8.

5 M. Ellinson, J. Thomas and A. Patterson, ‘ A critical evaluation of the relationship between serum vitamin B12, folate and total homocysteine with cognitive impairment in the elderly,’ *Journal of Human Nutrition and Dietetics*, 2004, 17:371-83.

嗎？為了解答這個問題，我們需要著眼於嘗試降低同半胱胺酸值的臨床試驗。

## 維生素B12與葉酸的臨床試驗

令人驚訝的是，只要食用更多的葉酸和維生素B12就能夠降低高同半胱胺酸值，即使是適度增加葉酸／維生素B12，也能明顯降低血漿同半胱胺酸值，就算開始的時候體內的維生素已經在正常範圍內，也同樣有效。那麼，在維生素B12／葉酸的臨床試驗中能夠減低升高的同半胱胺酸，是否也能減少血管疾病、中風以及失智症的患病機率呢？

問這個問題的目的在於陳述最根本也最具有挑戰性的議題，也就是同半胱胺酸與失智症的關係（你會發現這個問題不斷出現在這一章）。是先有蛋還是先有雞？是因還是果？在導致失智症的過程中，同半胱胺酸是其中的一環嗎？所以我們可以及早修正及早預防嗎？還是說，它其實是一個危險**標誌**？正在告訴我們：「沒錯，這個人的大腦正遭受到攻擊。」你可能會想起似曾相似的情況，就是我們在第四章考量氧化壓力與失智症之間的關聯時。是危險因子還是危險標誌？每當出現這種情況時，就需要臨床試驗來做裁決。

總之，結果令人失望，就像在抗氧化劑的案例裡，以及用來降膽固醇的他汀類藥物案例裡，失智症跟生物學還有流行病學的關係，縱使還存在希望，似乎已經導向了治療上的死胡同。讓我們把情況分成四組的證據。

## 一、心臟疾病的預防

同半胱胺酸第一次跟心臟疾病的患病率增加連結在一起，所以如果真的此關係的話，用葉酸／維生素B12來治療應該會有效。然而，最近一項針對臨床試驗的大型系統系統性回顧，卻無法證明我們開始服用維生素B12／葉酸的補充品會對心臟疾病的患病率產生任何科學上的有意義效果。[6]

## 二、中風的預防

五個大型的臨床試驗（其中每個都有超過一千位參加者）已經由測試來觀察，透過維生素B12／葉酸的補充品來降低同半胱胺酸是否會對新發生的中風產生影響。五個試驗中有四項沒有找到影響，只有一項發現了些微的效果。總之，證據顯示，降低同半

6 L. Bazzano, K. Reynolds, K. Holder and J. He, 'Effects of folic acid supplementation on risk of cardiovascular diseases: a meta-analysis of randomised controlled trials,' *JAMA*, 2006, 296:2720-6.

胱胺酸並不會對中風的風險產生有意義的效果。

## 三、失智症的治療

有一些小型的試驗測試了維生素B12／葉酸的補充品是否能對失智症患者有所助益。這些試驗被集中起來做了統合分析（meta-analysis）[7]，這是把不同研究結果利用數學結合起來的分析方法，結果沒有發現任何全面的效果。

## 四、失智症的預防：正在進行中的試驗

許多原本設計用來測試中風之預防的大型研究，也在觀察降低同半胱胺酸是否有助於預防失智症。這些試驗包括以澳洲為主的大型計畫VITATOPS（Vitamins to prevent stroke）[8]和追蹤那些最初沒有任何認知受損的人的美國VISP（Vitamin intervention for stroke prevention）[9]研究，以及參與者有**輕度認知障礙**（Mild Cognitive Impairment, MCI）的VITACOG（Homocysteine and B vitamins in cognitive impairment）[10]研究。

研究結果既有趣又令人費解。在付出龐大的心血後，VITATOPS從二十個國家招募了超過八千名曾經中風的參加者，然後在二〇一〇年發表了維生素B的補充品

雖然能有效降低同半胱胺酸，但卻對預防心臟病發作、中風或血管性死亡無效。另一方面，VITACOG把焦點放在葉酸和維生素B之於認知障礙患者的效用。其中一個受到關注的主要結果是針對認知而設計的，但這方面的結果卻是否定的——維生素的補充品並沒改變認知功能下降的機率。但有趣的是，有一個子研究利用連續不斷的大腦掃描發現了維生素的補充品可以防止海馬迴的萎縮。因此，VITACOG試驗帶出了一個難題：使用葉酸和維生素B來降低同半胱胺酸，這或許有助於保護大腦的記憶中心免於萎縮，但似乎對認知功能沒有影響。有一個可能的解釋是，為了防止認知衰退，服用高劑量的維生素是必要的，或者需要在認知衰退前及早服用更長一段時間的維生素。[11]至於葉酸和維生素B何者比較重要則同樣不清楚，這部分還需要更深入的研究。

總之，早期醫學界對於同半胱胺酸作為心臟疾病、中風以及失智症的危險因子所抱

---

7 M. Malouf, et al., 'Folate with or without vitamin B12 for recognition and dementia, *Cochrane Review*, The Cochrane Library, Issue 4, John Wiley & Sons, Chichester, UK.

8 編按：預防中風的維生素。

9 編按：以維生素來介入中風的預防。

10 編按：認知障礙裡的同半胱胺酸和維生素B。

11 P. Sachdev, 'Homocysteine and Alzheimer disease: an Intervention study,' *Nature Reviews Neurology*. 2011, 7:9-10.

持的濃厚興趣，如今不知怎麼地已經不再明朗。然而，自從本書出版了初版以來，對於提昇的同半胱胺酸，VITACOG 研究已經改變了我的看法。

**第五課，儘管沒有清楚的證據顯示降低升高的同半胱胺酸可以降低罹患失智症或中風的風險，但它卻可能有益於大腦的結構。由於葉酸與維生素 B 的飲食補充品既安全又便宜，我們可以在同半胱胺酸異常高的時候，考慮利用這些維生素來促進大腦健康。**

## 聚焦　來自專家的建議：照顧家中罹患失智症的所愛

在失智症患者的臨床照護方面，亨利．布羅達帝（Henry Brodaty AO）教授是國際權威，在以下的特別段落中，他將針對那些現在正在照顧家中罹患失智症之所愛的人以及那些正在考量此事的人，提出涵蓋一定範圍的重要議題。

### 協助失智症患者

失智症的旅途早在診斷之前就已經開始了，知道接下來可能要面對什麼以及該如何應對，能夠緩和這個艱難又充滿情緒的旅程。

## 有些事情已經改變了？

在任何人注意到你所愛的他已經出了一些嚴重的狀況之前，通常都會有一些微小的改變。他們似乎變得有些不同，可能變得更固執、更易怒，以及變得讓人難以招架。他們忘記訊息、沒有完成工作、講話結巴，而且會誤解複雜的概念。你把這些歸咎於壓力，但你不斷擔心著在他們的行為背後有著更嚴重的問題。大家都提到了阿茲海默症，但你是否因為擔憂而變得神經質呢？然而，如果你的疑慮一直都在，尤其他的症狀又持續發展，他就需要一次正式的評估，一開始可以先去看他的醫生。

## 看醫生

你和你所愛的他應該清楚知道，你們想要做評估是為了獲得記憶缺損、用詞困難或行為改變背後的解釋（注意，在某些類型的失智症中，記憶缺損並非總是第一個症狀）。在詢問過當事人的病史並進行過身體檢查後，還可能會安排一些驗血和腦部掃描，普通科醫生或許會建議你們去看其他專家，例如神經科醫生和主治記憶問題的精神病醫生，以及老年醫學專家或記憶障礙的診所。

在接受評估過後，擁有認知疾病的人有權利知道他們的診斷是不是失智症，也有權利**不要**知道。臨床醫生的專業只要給病人和家屬他們希望和需要得到的適當資訊量。

**你**會想知道診斷結果和確診的程度，以及能夠做些什麼來改善，還有未來的前景和預後為何。跟患者討論診斷時，雖然坦白通常是最好的方式，但仍需小心為之，尊重病人的情緒狀態並確保合適的說明時間，一步一步公開訊息。

你必須在診斷期間或診斷結束不久之後考量並施行一些具體措施：

- **法律問題**。當你所愛的他還有行為能力時，要小心安排長期的委任書和長期的監護權以及預立的醫囑。委任書能讓信賴的（一組）人代為行使權利來處理財務和房地產。而跟委任書並行的監護權，則可以允許另一個人來為病人做關於服務、膳宿與健康方面的決定，這些權利是委任書**不能**授予的。在一些司法管轄範圍內，當授權者失去行為能力時，委任書與監護令的權力都會失效，**除非**有認可的條款聲明，就算委任者失去行為能力這些權利也依然有效。分配這些權力的人可以規定，唯有當他或她喪失行為能力時，這些權力分配才會生效。
- **經濟問題**。預先考量財務狀況並為未來打算才是明智的。
- **生涯規劃**。這或許是去海外度假或者考慮搬進退休村的時候。那裡會有足夠的協助嗎？你會離家人近嗎？要現在搬家嗎？趁當事人的認知相對完整而且能夠適應環境的時候。
- **駕駛**。這一直都是個充滿爭議也需協調的議題，因為這不僅僅關乎你所愛之人的安危，也關乎其他用路人的安全。如果你有疑慮的話，建議做個駕駛測試。要記得，醫生如果有安全疑慮的話，法律規定他們要提出取消當事人駕照的建議。

- **工作**。如果你所愛的他仍在工作，這麼做適合也安全嗎？是否有可能將他們轉為比較管理性質且不太需要負責任的職位？一般來說，你和你所愛的他應該為盡可能正常的生活作計劃。

你可能要面對的慣常困境是，是否要把關於診斷的事告訴你的家人和朋友。告訴他人的好處包括你可能獲得更多支持，也能從隱瞞他人的壓力中解放出來，並且增加安排代償性策略（compensatory strategies）[12]的可能。壞處則是對於汙名化和拒絕的恐懼，以及你所愛的他會喪失自尊。實際上，親近早期失智症患者的人大多會發覺事情不對勁，而且不確定該如何應對，所以，最好還是公開以對。

**阿茲海默症有一些治療用藥。**（這部分請參見第四章中對於**膽鹼酯酶抑制劑與銀**

12 編按：「代償性策略」指的是，患者在面對自己的弱點或環境的不便時，能夠透過什麼樣的策略來改善，將其不利之處轉化為有利狀態，例如，有老年性吞嚥障礙的銀髮族，其代償性吞嚥策略有調整姿勢和吞嚥手法，或改變食物質地等。

杏的討論。）

平時的健康需要關注：血壓、膽固醇、空腹血糖、規律運動、精神刺激與社會參與。

你可以針對認知障礙設計一些代償性策略，（如果允許的話）還可以在家中進行職能治療的評估，使用日記、其他記憶輔助、顯示日期的鬧鐘，並建立日常的行程表，這些都會有所幫助。

在診斷期間，資訊量可能會排山倒海而來，你可以要求將診斷概略、管理計畫以及預後寫下，並詢問是否有進一步聯繫的電話號碼？以及能不能有後續追蹤的預約？

你的目標是成為知道如何支持所愛的最好專家，為此，你應該對這樣的情況盡可能變得博學。利用網路聯繫 Alzheimer’s Australia（1-800-100-500 或 www.alzheimers.org.au）或其他國家的相關組織，在英國的 Alzheimer's Disease International 網頁（www.alz.co.uk）上，有提供一份清單。你可以跟你所愛的人每週花一天早上一起參加稱為「跟記憶缺損共存」的七週課程，這是由 Alzheimer’s Australia 所主導的課程。[13]

你的終極目標是要維持你和所愛之人的最佳生活品質，一個診斷不會在一夕之間改變一個人的生活。對於大多數的失智症來說，像是阿茲海默症，其預後都是經過數年的緩慢退化。失去短期的記憶並不等於失去享受生活的能力，或失去感受愛和愛人的能力，也不等於無法獲得樂趣。

## 早期階段

失智症患者需要給予持續的協助並定期看診，他們也許會想和人討論他們的挫折並學習處理認知衰退的策略。儘管大家跟人交談的喜好不同，但是跟其他人擁有相同問題的人碰面是有幫助的。提供給失智症患者的線上援助以及失智症患者所提供的線上援助，都可以在 Dementia Advocacy and Support Network International 的網頁（www.dasinternational.org）上找到。

有些失智症患者已經準備好要接受他們的診斷，但還是有其他患者會頑固地否認問題的存在。對於這種否認，你必須將它理解為所愛之人的自我防衛，所以你最好試著去處理這種潛在的焦慮，並強調他的力量，然後建立一些策略來針對其弱點作代償。如果你所愛的他感到沮喪和焦慮，可以找心理師幫忙。

## 中期階段

當失智症惡化時，你所愛的他會漸漸變得更依賴你。一開始可能是針對複雜的工

13 編按：此為澳洲的阿茲海默症組織，台灣請上社團法人台灣失智症協會網頁（http://www.tada2002.org.tw/）或聯繫 0800-474-580。

作，例如管理財務、協助吃藥、接送、購物以及下廚。之後，他對你的依賴會延伸發展成輔助沐浴、穿衣與如廁。

你所面臨的困境可能是，當你作為照護者的角色越來越吃重的同時，你跟他還是需要維持成人之間的關係，因為保持平等的對話很重要，不要用高高在上的姿態跟他說話，也不要讓自己的態度變成像是雙親一樣。

隨著失智症的惡化，行為上和心理上的症狀會頻繁的出現，包括沮喪、躁動、和侵略性，以及關乎偷竊和不忠的幻想、幻聽、四處遊蕩和對你的經常性質疑與跟蹤。造成這些行為的原因很複雜而且經常專屬於你的所愛，所以去了解是什麼潛藏在這些症狀背後是很重要的。與其聽他說什麼不如傾聽字句外的弦外之音，因為如果你能夠理解他所潛在的不安全感，或是其他造成此類行為的原因，你會更容易幫助他。這裡有兩個例子：

你所愛的他不斷重複地要求要回家，就算你已經提高音量，反覆向他保證：「你已經在家了！」他還是不會平靜下來。這個行為背後所潛藏的問題在於你所愛的他有了不安全感，就算在自己家裡也是一樣。所以與其反覆用言語安慰他，不如訴諸於情感層面，像是給他一個深情的擁抱，才更能讓他感到安全。

當你所愛的他指責你竊取他珍貴的財物，你可能會因此受傷甚至感到生氣，但如果你知道他會緊握並藏匿那些貴重物品以致遺忘放在哪裡是因為他已經喪失信心而且感到不安全，你的反應就可以對他更具有支持性。

## 晚期階段

當你所愛的他越來越依賴基礎照護，而且每天需要照護的時間也越來越多時，就會迫切需要來自他人的協助，好讓你能夠喘口氣，這些協助有些可以來自你的家人和朋友，有些可以來自社區服務，像是能夠協助穿衣、盥洗、如廁以及陪伴的社區護理師或老年照護的工作人員。

## 居家照護安置

最終，你所愛的他可能會住進居家護理中心，例如療養院。當一個認知能力衰退的人被安置到陌生的環境中，還和原本熟悉的一切以及親友分離，對他來說這會是一段驚恐的歷程。為了幫助你所愛的他做好準備，你最好可以在入院前經常和他見面，然後在入院後讓他和親友保持聯繫，並在他房間放一些紀念物、照片以及個人信物，讓房間保有熟悉感與歸屬感。

你可能會感到愧疚，尤其是在親戚說你讓所愛的他失望時，這種愧疚會更強烈。可是其實這麼做不但能改善他的生活品質，也能讓你從持續不斷又貧乏的基礎照護中脫身，這樣你就可以花更多的時間來和他一起從事快樂的活動。

## 給你自己的協助

### 你是一個照護者

除了作為你所愛之人的伴侶或孩子，你現在被賦予了一個新角色：照護者。你不是唯一還沒準備好面對這件事的人，因為這件事不是突然強加在你身上，而是漸漸把你捲入，所以你逐漸了解到，這件事就像溫水煮青蛙一樣改變了你的生活和人際關係。

### 作為照護者會有什麼影響？

身為照護者，你會經歷更多心理上的痛苦，像是憂鬱症、身體不適、社會孤立以及經濟困難。如果你的身體狀況不好，不管是心理還是生理，你都會經歷更大的壓力。如果你有高血壓，狀況會因此而惡化。**對你所愛的他來說，你是最重要的良藥**，所以把你自己的心理和生理照顧好才是最重要的。

如果你所愛的他出現失序的行為，如果在失智症發作前你們兩的處得不好；如果你自己的心理狀況太脆弱；如果你不面對這個問題也不找出應對方法；如果你只有少數的援助或如果你不知道該怎麼做，你都更有可能會有壓力。

對你來說，重要的是要找到越多你需要的知識，還有該如何處理，所以你可以搜尋書籍、影片或CD、網站以及當地援助阿茲海默症的組織。如果你有需要的話，可以和你的醫生、社工或Alzheimer's Australia的諮詢師尋求定期的咨詢或會面，致力於上文所列的實際問題。不要害怕求助，也不要害怕把你的家庭成員或朋友牽扯進來——那些最忙碌的人通常最有能力相助。

矛盾的是，當你所愛的他進一步惡化時，照護可能會變得更為容易，因為他的需求變得更偏向生理方面，而不是情感方面，而且許多行為問題都可能會消失。另一方面，持續監控、如影隨形的需求以及缺乏放鬆的機會，都會極度耗神。所以你將只需要申請，就能獲得更多的社區照護，以及更頻繁也更長時間的居家喘息服務。

在澳洲，老年照護評估小組（Aged Care Assessment Team, ACATs）會評估失智症患者的情況來確認可以提供什麼層級的社區服務，服務範圍從提供每週六小時的「社區年長者照護方案」（Community Aged Care Package, CACP）到相當於每日三小時的「延長性年長者居家照護方案」（Extended Aged Care in the Home Package, EACH）都有。

## 作為照護者的正向效應

你會在照顧你所愛之人的時候獲得回報，儘管這些回報在各個家庭都不相同，但他們可能包括了你已經能夠回報照顧彼此一生的成就感、知道情況相反的時候你所愛的他也會做出相同的舉動、從你所能提供的最多愛與關懷中獲得滿足，或許還有利他主義以及甚至更高層次的精神性。過程中你會有幽默的時刻也會有痛苦的時刻，失智症會讓家人團結起來對抗疾病的影響，許多失智症患者在患病期間仍然有保有良好的精神。

## 照護者與法律

當你所愛的他失去行為能力，你將承擔更大的責任並且成為他們的合法代理人。你需要簽署藥物治療或參與研究的知情同意書、管理財務，並安排及同意某些服務項目。

## 結論

照顧「失智症旅途」上的所愛之人是整段病程中的全新挑戰。知識、準備以及尋求並接受親友和專業服務的協助，可以讓整段旅程不那麼吃力，在你為所愛的他提供照護時也會帶來正向的回報。

亨利・布羅達帝教授
老年照護精神病學
威爾斯親王醫院&原發性失智症合作研究中心
新南威爾斯大學精神病學院

## 網站

Alzheimer's Australia: www.alzheimers.org.au
Alzheimer's Disease International: www.alz.co.uk
Alzheimer's UK: www.alzheimers.org.uk
Dementia Advocacy and Support Network International (for people with dementia): www.dasninternational.org

## 參考資料

1. H. Brodaty, A. Green and L-F. Low. Family Carers for People with Dementia, in J. O' Brien, D. Ames and A. Burns (eds), *Dementia*, 3rd edition (London: Arnold, 2005), pp. 118–31.
2. H. Brodaty and K. Berman. Interventions for Family Caregivers of People with Dementia, in R.T. Woods and L. Clare (eds), *Handbook of Clinical Psychology of Ageing*, 2nd edition (Chichester, UK: John Wiley & Sons, 2008), pp. 549–69.
3. B. Draper. *Dealing with Dementia* (Sydney: Allen & Unwin, 2005).

# 第7章 用進廢退（科學篇）

如果我們把「用進廢退」的法則套用到年長的小鼠身上，你覺得會發生什麼事？有趣的是，超過四十年來，行為科學家已經在齧齒動物身上測試了**環境豐富化**（environmental enrichment）的效果並累積了豐富的資料。環境豐富化的作法是將小鼠關在一個大籠子裡，裡頭放置許多玩具、迷宮、隧道和滾輪，以供牠們探索和使用，裡頭還放進更多動物同伴，好讓牠們互動。在豐富化研究中的小鼠比未經豐富化的對照組擁有更好的生活方式和生活品質。

這些研究結果裡，最受重視的是，小鼠在我們在乎的所有設計測試中，其表現幾乎都因為豐富化而得到了改善。就拿記憶來說，幾個月的豐富化可以增加百分之三十到四十的記憶表現。相似的改善也可見於敏捷度、解決問題和壓力反應的測試當中。

但是什麼樣的生物改變構成了這些功能上的益處呢？自從我第一次意識到心智活動跟降低罹患失智症風險之間的關係可能是令人信服的連結，我就已經對此感到特別有興趣。我已經疑惑很久：「這是怎麼回事？簡單的思考行為是如何改變了失智症這種生物學上非常明確的疾病發展呢？」

經過這方面的重新探討，我得出了一個結論，就是豐富化在腦內所造成的明顯生物改變並非只有一處，而是有許多許多，[1]依不同的規模和時間範圍排列。舉例來說，由獨立腦細胞製造出來的蛋白質種類和性質，會在豐富化的前幾個小時內改變。另一方面，幾週的「認知訓練」可以對出現在整個大腦的代謝活化模式造成大改變。

這章我們會專注在可能構成「用進廢退」效應的部分。然後下一章我們則會提出一些關於活動的實用建議，這些活動將會讓你大大遠離失智症。

## 神經革命：神經新生和神經幹細胞是如何為失智症的治療帶來希望

超過一百年來，我們在學校和大學都被教導了成人無法長出新的腦細胞，對不對？錯！神經科學的最大革命之一，就是發現了新神經元的生成——一個稱為「**神經新生**」（neurogenesis）的過程——其實是腦部生理中正常的一部分。就算已經老了，我們每天還是會製造大約五千個新的腦細胞！現有的所有證據全都指向了一個無可避免的事實，那就是神經新生是終身的事。

---

1 M. Valenzuela, M. Breakspear and P. Sachdev, 'Complex mental activity: molecular, cellular and cortical network mechanisms,' *Brain Research Reviews*, 2007, 56: 198-213.

然而，並不是所有的大腦區塊都這麼幸運，其中有兩個部分似乎特化於神經新生的這個過程。第一個區域叫做**側腦室下區**（*subventricular zone*），是一層環繞腦室的薄薄組織，而腦室則是位於大腦中央的腔室，裡頭充滿了液體。很明顯，這個區域內的新生腦細胞是來自神經新生的結果，他們會經由一條老舊的途徑，跨越大腦一半的長度，來到位於大腦非常前端的嗅球（嗅覺中樞）並在裡面長成。這是自然界裡保存最好的現象之一，會出現在多種動物身上，像是龍蝦、鳥和人類。這個必然出現的現象，成因依然還是個謎，因為在沿著這個途徑出現的神經新生程度和嗅覺能力之間並沒有清楚的關聯。

第二個神經新生的主要區域是在海馬迴，海馬迴是一對摺疊如香腸狀的構造，位在大腦底部附近，因為幾十年來都被認為和記憶有關，尤其是視覺空間記憶（visuospatial memory），也就是形成事物跟周圍環境連結的新記憶，所以可能是神經科學裡作過最多研究的大腦區域。舉例來說，當某些阿茲海默症的病狀開始出現在海馬迴的時候，患者在同一時間也會開始為視覺空間記憶方面的問題所苦，而這並非巧合。

跟側腦室下區不同的是，不管是開始還是結束，海馬迴的神經新生都是在大腦的同一區域。新的神經元會在原地附近生成、長成，然後跟既存的神經元交互作用。這個過程每天都會發生，而且顯然要到**我們**生命終結時才會結束。所以你可能會問，為什麼我們的海馬迴不會因此變大到把整個頭顱都占據呢？這有幾種可能的原因，第一，因為海馬迴裡的腦細胞是一串很敏感的細胞。舉例來說，當我們處於壓力下並分泌稱為「**可**

**體松**」（cortisol）的壓力荷爾蒙時，成千的腦細胞就會死去。當我們感到壓力很大時，我們的確會比較思慮不周，就連小事也會比較容易忘記。在這些時候，血液裡的高濃度可體松就像大腦的輕微毒素。所以為了讓海馬迴裡的細胞數量維持在一個相對的常數，我們真的需要一個新生腦細胞的來源來補充那些「戰死」的細胞。第二，因為每天新生的細胞大多很短命，只有一小部分的比例會長成並和現存的迴路結合。

為了維持種種的現狀，我們似乎需要在海馬迴裡不斷生成遠多於我們實際所需的腦細胞數量，因為其中大部分會死去，而有用的那些則會留下來發揮功能。這個運作方式的目的仍然還是未知。某些競爭理論認為，神經新生可能為正常記憶功能所需，或是為了調節情緒所需，又或者只是一個沒什麼後果的附加過程。

阿茲海默症對神經新生的影響相當有趣。我們知道阿茲海默症的病狀始於海馬迴，而且正統的「澱粉樣蛋白」理論也認為這是我們見到這個大腦區域喪失大量神經元的主因（參見第二章），所以他們可能也會預期在海馬迴看到神經新生的減少，可是研究人員在海馬迴發現的其實是神經新生的**增加**。最適合這個現象的解釋是，雖然阿茲海默症普遍一定會導致海馬迴內的腦細胞損失，卻**不見得**會對神經新生的系統產生負面影響，所以我們的身體會試著藉由製造更多的腦細胞來補償這個細胞損失。不幸的是，這樣的補償在阿茲海默症中終究注定會失敗，而這單純只是因為最後損失的細胞數量實在太多了。

神經新生之謎的最後部分是這些新生腦細胞的確切來源。基本上，「沒有新生腦細胞」的正統說法其實相當接近事實：我們絕大多數的腦細胞在過了生命的早期階段後就再也無法分裂和複製。這也是為什麼我們在經歷腦部外傷、中風或其他大型腦損傷後，在任何程度上都無法再生出新的大腦區域。然而，在那些擁有「特權」的區域中，像是海馬迴，有些細胞在我們成年後很明顯還是可以分裂和複製。因為這些細胞幾乎可以無限地自我更新，而且除了生成神經元外，也可以生成其他種類的腦細胞，所以他們被稱為「**神經幹細胞**」（neural stem cells, NSCs）。

要完整討論關於神經幹細胞這個迷人的領域真的需要用上一本書來介紹，但只要跟大家說這是神經科學最有希望的領域之一也就足夠了。它的部分魅力來自於臨床上的潛力：如果我們能夠駕馭神經幹細胞的力量，**因而經由人工的方式強化神經新生**，我們或許就能夠治療，甚至逆轉那些折磨人類的神經系統的疾病，像是脊髓損傷、帕金森氏症和中風，當然還有失智症。另一方面則是神經幹細胞在生物學上的魅力。神經幹細胞可以從大腦組織生成，這點一般人或許可以預料到，但他們還可以從胚胎組織和骨髓生成，甚至是成人的皮膚！幹細胞因此相當具有「可塑性」，而且很難加以定義、控制和概念化。世界各地的研究人員，包括我在內，現在都在神經幹細胞的基礎上競相發展治療失智症的科技和治療策略。[2] 然而，我們現在可說是剛剛站上平地，最終還需要爬到十樓才行。新南威爾斯大學的醫學系助理教授可迪普・細都（Kuldip Sidhu）是澳洲頂尖的幹細胞科學家之一，他這樣概述：

隨著「沒有神經新生的教條」在近十年左右的期間瓦解，突然有一股關於神經退化疾病和神經幹細胞的研究風潮湧現。最近在研究神經幹細胞上的突破，為使用細胞取代療法來治療許多令人衰弱的疾病開啟了新的希望，像是阿茲海默症、帕金森氏症和脊髓損傷。然而，在再生醫學駕馭神經幹細胞的全部潛力之前，需要確立它們的安全性和效力。我心裡完全相信，未來的醫學將會以各種形式奠基在幹細胞療法上。在利用這個發展快速的尖端幹細胞研究來減緩人類痛苦的方法上，我們從中看到了很大的希望。[3]

## 在成年期促進大腦成長的心智活動

在神經科學領域裡，最可信的研究結果之一就是把動物安置在一個豐富環境時，

---

2 M. Valenzuela, et al., 'Neural stem cells for neuropsychiatric disorders,' *Acta Neuropsychiatrica*, 2007, 19:11-26.

3 Associate Professor Kuldip Sidhu, Faculty of Medicine, University of New South Wales. Conversation with author, 11 February 2008.

能增加他們新生腦細胞的數量。格爾德・坎普爾曼（Gerd Kempermann）教授任職於德國德勒斯登的再生療法中心，是最早指出這項結果的人之一，而且他還特別將他的發現延伸到年老的小鼠身上。[4]當年長的小鼠被放置在一個充滿更多刺激的環境中，他發現其腦內存活下來的新生神經元會增加超過三倍，在標準環境下是百分之八，但是在豐富化的情況下會增加到的百分之二十六，特別是在海馬迴裡。因此在晚年時保持心智的活躍很有可能會有益於神經新生，而且相比之下還可以幫腦細胞建立一個更厲害的「緩衝」。

透過心智活動來建立神經緩衝的想法會有很多問題，其中一個是數量。假設我們一天能夠生成五千個新生神經元，其中只有百分之十可以存活，而且是不計存活時間長短，那便相當於增加五百個額外的神經元。然後我們再假設心智活動能增加五倍，那就是多了兩千五百個原本不存在的**額外**神經元。問題是早期阿茲海默症所造成的神經元損失，光是海馬迴就有幾千萬個，更不用說大腦其餘的部分。這區區兩千五百個新生神經元又能對阿茲海默症造成的大滅絕有什麼影響呢？

當然，這樣的基礎計算是高度簡化的情況，但它的確點出了一個懸而未決的重要問題。我還發現另一個更吸引人的解釋是來自心智活動對突觸（**神經元之間的連結**）帶來的強烈影響。在某種神祕的方式中，我們所有的意識活動——從品嘗西拉滋（shiraz）品質紅酒所帶來的香氛樂趣到最憂慮的內心獨白——都和腦細胞之間的生物訊息傳遞緊密又直接地相關。就許多方面而言，跟喪失腦細胞之間的溝通途徑相比，喪失腦細胞的重要性還不及前者的一半。從一個極端來看，一個神經元如果無法跟其他神經元溝通，那它們還有什麼意義？從另一個極端來看，我們可以想像一下，一個擁有許多過剩連結的神經元網絡，就算其中一個滅絕了，還是有平行的途徑可以維持網絡的穩定。每當我們在就溝通、資訊傳遞和網路的角度來討論大腦時，我們明顯是奠基在突觸的保留和完整性上。

你可能已經猜到，研究人員特別測試了豐富化之於突觸數量的影響，結果相當令人吃驚。在豐富化下十二個月，突觸數量平均增加百分之二百到百分之三百，因此**即便只是單個神經元也能擁有超過一千個突觸**，心智活動能讓腦細胞的突觸數量出現驚人提升。

了解這些考量後，對於科學家在失智症患者身上所看到的所有細胞數據也就不會感到太意外，因為跟心智功能最強烈相關的其實是突觸的數量。有兩個不同的研究小組在發現報告中指出，在失智症患者之間，其心智表現的差異變化有超過一半是由突觸的數量所造成。所以如果我們在圖表上將一個人的心智能力放在 x 軸，然後把突觸數量放在 y 軸的話，上面的數據點就會形成一條明確斜向上的斜線，就像圖 5 所呈現的。換

4 G. Kempermann, *Adult Neurogenesis*, Oxford University press, 2006.

句話說，只要你有擁有越多的突觸，就越不容易出現認知**問題**，反之亦然。

**因此我相信心智活動所造成的最重要影響之一，就是增加大腦不同區域的突觸數量**。藉由保持心智的活躍，我們可以建立作為「保留」或者緩衝的突觸，如此一來，當阿茲海默症之類的疾病發生時，我們可以維持更久的認知能力，若非如此就是另一回事了。

## 膨脹的腦對上縮小的腦

我們已經討論過豐富化會對主要的神經系統過程造成驚人的影響，例如神經新生和突觸數量。不可思議的是，豐富化還可以增加大腦的體積和質量。研究人員在一九七〇年代指出，待在刺激較多的環境中三個月，可以增加動物大腦百分之七的體積和質量。更不可思議的是，在人類身上也發現了類似的結果。有一個研究團隊發現，經過五週的拋接雜耍訓練後，改善的不只是他們的派對把戲技巧，也讓他們的大腦局部膨脹了將近百分之五。在訓練結束後幾週，這些區域便恢復正常。在經過幾週的有氧運動（aerobic exercise）後也可以看到類似的效果。

那麼作為大腦一部分的海馬迴，其作用又是如何呢？我們知道年過六十之後，海馬迴通常會以每年百分之二到百分之四的比例縮小。作為「雪梨中風研究」（Sydney

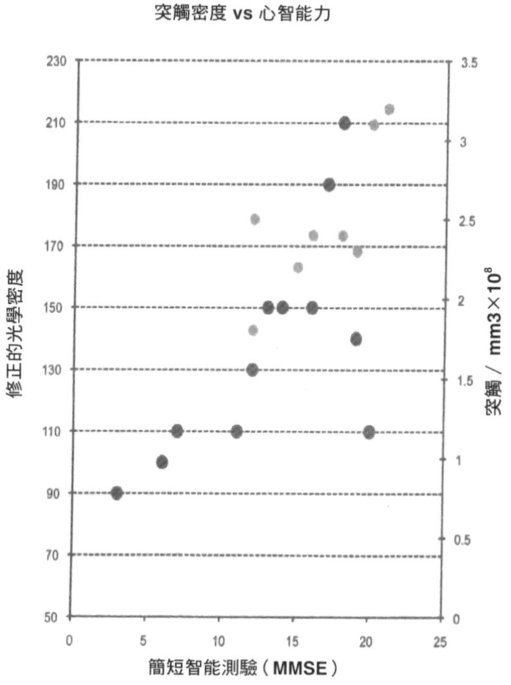


**圖 5　突觸密度 vs 心智能力**

這個圖表顯示了突觸密度（在兩個不同的實驗中用兩種方法測量，分別在 y 軸上用深色和淺色的點表示）跟 x 軸上失智症患者經過簡短智能測驗（Mini-Mental State Examination, MMSE）後的整體心智能力之間的關聯。一般健康的老人在 MMSE 上測得的分數通常是在滿分 30 分中獲得 24 到 30 分。在這個圖表中，最高分是 20，表示所有受試者都患有失智症。整體的相互關係以 r = 0.71 來代表兩個變數之間的高度相關，也就是失智症患者的心智能力和突觸密度之間高度相關。（注意：這張簡表是一個研究團隊研究超過一年的概略。）

資料來源：


S. Scheff and D.A. Price. Synaptic pathology in Alzheimer's disease: a review of ultrastructural studies. *Neurobiology of Aging* (2003) 24: 1029-46; and R. Terry, et al. Physical basis of cognitive alterations in Alzheimer's disease: synapse loss is the major correlate of cognitiv impairment. *Annals of Neurology* (1991) 30: 572-80.

Stroke Study）——由新南威爾斯大學的柏敏德．薩奇德夫教授和亨利．布羅達帝教授所帶領——的一部分研究，我們直接檢視了海馬迴的縮小比例和人們心智的活動程度之間的連結。令人感到意外的是心智活動對海馬迴的效果相當強烈。針對個體的大腦掃描進行仔細的測量後，我們發現那些擁有高程度心智活動的人，其海馬迴在三年間縮小了百分之三點六的容量，而擁有低程度心智活動的人則在相同的時間範圍內失去了超過兩倍之多（百分之八點三）的容量（圖 6）。

海馬迴的組織喪失是一個人擁有潛在阿茲海默症病狀的非常強烈指標，嚴重時，甚至有助於預測一個人在未來是否會罹患失智症。因此，這些結果的意義很清楚：高程度的心智活動跟海馬迴縮得比較少有關，而海馬迴縮小得越少，你罹患失智症的機率也就越小。

## 心智活動會降低罹患失智症的風險嗎？

我們已經看過了豐富化對老鼠和小鼠大腦的影響，也看過了心智活動對我們大腦帶來的各種不同好處，但還有一個明顯的問題——**心智活動會改變我們罹患失智症的風險嗎？**

二〇〇六年的時候，我和同事兼良師益友的柏敏德．薩奇德夫教授展開了一項極

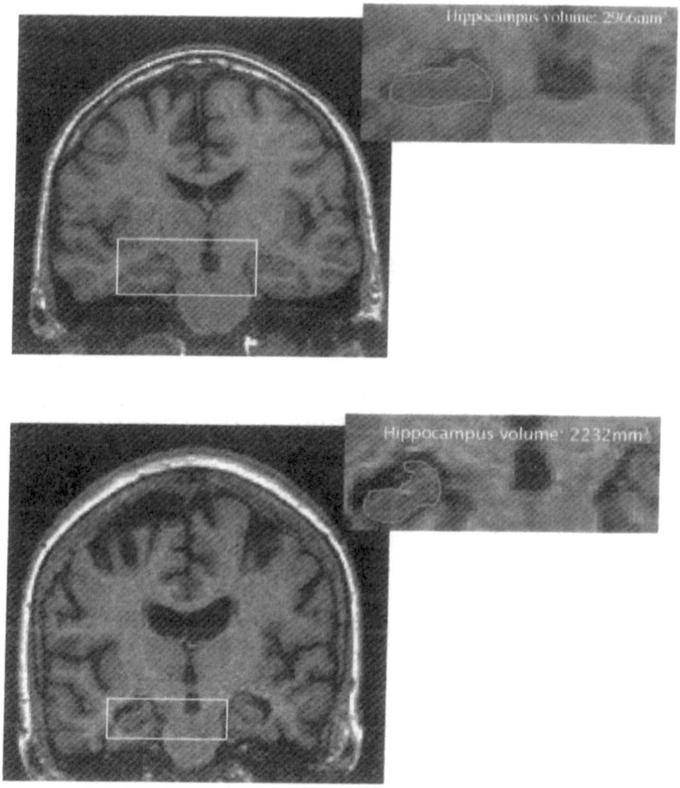


**圖 6　海馬迴的縮小和心智活動的程度**

這些腦部的核磁共振成像（MRI）顯示了腦部的一個直視斷面圖。上圖來自於一個老人，他終生都擁有高程度的複雜心智活動（如在 LEQ 所測試，參見第八章結尾），下圖同樣來自於一個老人，但他的所進行的複雜心智活動程度較低，甚至肉眼都能明顯看出兩者海馬迴的容量差異（參見放大圖中所圈出的輪廓）。

資料來源：

From M. Valenzuela et al. 'Lifespan mental activity predicts rate of hippocampal atrophy'. *PLoS One* (2008) 3 (7): e2598.

具野心的計畫，試圖要來回答這個問題。在某種程度上，我們已經有數以百計的研究，各自用某種方式來檢視新發失智症跟患者本身教育程度、工作複雜性以及複雜心智活動的程度之間有什麼樣的連結。在搜尋過這些論文後，我們選定了一組符合最高科學研究標準的二十二份研究，總合來說這些研究已經追蹤超過二萬九千人，而且平均都超過七年。把這項資訊結合起來做統合分析（一種正式的數學方法）可以保有最多的優點，因為科學裡有一個普遍的自明之理是，你的採樣規模越大，你的結論就會越準確。當結果首次出現在我電腦上時，我非常吃驚。**終生擁有更高程度心智活動的人，罹患失智症的機率降低了百分之四十六**。基本上，擁有高度心智活動的群體，其罹患失智症的比例幾乎是低度群體的一半。

更有趣的是，這項結果即使是在晚年也似乎可以成立。也就是說，如果我們在統計上調整了某人的教育程度跟職業複雜性，結果還是不變：在退休後保有高度心智活動會降低百分之四十到百分之五十的失智症患病風險。這可能是這個領域中最正向、最能鼓舞人心的結果之一，因為**改變想法（心智）真的永不嫌晚！**

所以如果你發現自己身處晚年，而且可能錯過了高等教育或複雜又仰賴腦力的職業，**你還是有希望的**。所有的指標都指出，每個人都有機會降低罹患失智症的風險，只要你在**任何年齡時**都能進行複雜且富有挑戰性和樂趣的精神追求即可。

## 在小鼠和人類身上

雖然前文提到的結果都很好，但是心智活動真的能停止、甚至反轉導致阿茲海默症本身的生物性串連嗎？過去幾年內有一個倍受推崇的研究剛好就指出了這點。來自芝加哥大學的桑爾．西瑟迪亞（Sangram Sisodia）跟他的同事一起檢視了基改小鼠被置於豐富化環境下的效果，這些小鼠被基因改造成會過度生成 β 澱粉樣蛋白斑塊，而澱粉樣蛋白斑塊正如我們在第二章所提到的，是阿茲海默症的重要病理指標之一。他們發現，小鼠被放在豐富化環境中六個月後，會讓這些動物身上所製造的澱粉樣蛋白值減少百分之五十。其他研究團隊雖然也有發現類似的結果，不過，這些研究結果仍然飽受爭議，因為有一組團隊無法重現這個結果。

把我們在研究中發現的結果，也就是降低百分之五十罹患失智症的風險，跟豐富化研究中發現的結果連結在一起，也就是能減少百分之五十的阿茲海默症病狀，這樣的連結似乎相當吸引人，但這樣的連結卻太過遙遠了。到頭來，不管有多少測試豐富化效果的小鼠實驗（管他是用天然的還是基改的「阿茲海默症小鼠」），都沒一個能夠消除我們對這件事的恐懼，因為小鼠顯然跟人類天差地遠。小鼠不會自然發展出跟阿茲海默症相似的疾病，而且當我們透過基因改造來模擬疾病的某種特定面向時，我們的作法只是片面的，而且在臨床上也不具有預測的傾向。

此外，這整個嘗試帶有一點循環論證的味道：研究人員從假設阿茲海默症的根本原因為處理澱粉樣蛋白上的缺陷開始，然後透過基因改造的方式來讓動物重現這個效果，並表示牠有顯露出行為問題，接著把這個動物品種貼上「阿茲海默症模型」的標籤。於是，可以預見的是，我們幾乎不可能用基因轉殖的阿茲海默症小鼠來預測人體試驗的結果。我們想到的是一個老生常談：當你只有一隻槌子，全世界看起來都像根釘子。

## 心智活動的臨床試驗

為了確立心智活動能夠改變罹患失智症的風險，我們因此必須轉向人體臨床試驗的結果。這真的是一個才剛開始熱身的領域。到二〇〇〇年為止，科學文獻都還沒有出現半個這樣的研究，而現在已經有六篇。[5] 對這些研究感到有興趣的部分原因，是因為某些廣告事業開始行銷那些保證能在認知和大腦方面帶來益處的「益智遊戲」（參見本章文末的「聚焦」單元）。其他則是因為醫生們開始有了一個普遍的共識，就是與其在損傷造成之後才依賴新的靈丹妙藥來脫困，還不如採用**非藥物的預防策略**（*non-pharmacological preventative strategies*）要來得更加重要。

到目前為止的臨床試驗中，還沒有任何一個是真正為了解答「心智活動是否能降低罹患失智症的風險」而設計的，這些研究反而關注在不同心智訓練對**認知衰退速度**的影響力上。好消息是，這些研究都表現出正向：隨著時間進展各種心智訓練都有減緩認知衰退速度的傾向。當這些試驗被放在一起進行統合分析時，整體效果的確強烈又具有統計顯著性。而壞消息則是，這些效果通常相當狹隘，舉例來說，解決謎題X的訓練會強化爾後解決謎題X的能力，但這種訓練卻無法普及到其他認知能力，像是解決謎題Y和Z的部分。

然而，在這個領域的最大規模臨床試驗中，有一個以美國為主的ACTIVE（Advanced cognitive training for independent and vital elderly）研究[6]，因為表現出**類化效果**（*generalised effect*）而為這個領域注入了新的推動力。[7]研究人員先將二千八百三十二位參與者分成四組：分別為十週的記憶力訓練、推理訓練、心智速度訓練，以及一個用來閒置觀察的控制組。五年後再重新測試這些人，發現推理訓練之於這些參與者，在其完成逛街、做飯和管理每日財務等等這些日常作業的能力上，發揮了持續又合乎科學的健全影響。換句話說，只是十週的推理訓練就能產生正向而且持續的影響力，五年後還能類化到基本的生活功能上，而這些基本功能，一旦受到負面影響，就

---

5 M. Valenzuela and P. Sachdev, ‘Can cognitive exercise prevent the onset of dementia? A systematic review of randomized clinical trials with longitudinal follow up,’ *American Journal of Geriatric Psychiatry*, 2008, in press.

6 ACTIVE，針對獨立健康銀髮族的進階認知訓練。

7 S.L. Willis et al., ‘Long-term effects of cognitive training on everyday functional outcomes in older adults,’ *JAMA*, 2006, 296:2805-14.

會形成診斷失智症的核心標準之一（參見第一章）。

所以我們現在只差一點點就可以毫不懷疑地說，心智活動的確可以預防失智症。而ACTIVE試驗的主要問題在於，參與試驗的志願者們似乎在研究開始之前就已經**普遍**擁有異常高的生活功能。因此，他們在認知和基本生活功能上的改變比例，以整體來說實在太低了。所以我們可以給出一個大哉問，如果你的心智能力基本上是完全健全的，那麼開始接受這樣的訓練有意義嗎？

近期有一個正在進行中的臨床試驗，稱為SMART（Study of Mental Activity and Regular Training）試驗，是由雪梨大學的瑪利亞・費雅塔隆・席恩（Maria Fiatarone Singh）教授所帶領，並跟我還有其他來自澳洲各地的研究人員一起合作，其中已經提出了這些議題。這個SMART試驗的目的有三個。首先，我們致力於確定預防失智症的最佳活動為何種類型：是心智活動、身體活動，或是兩者的結合呢？再來，我們透過篩選的認知測驗結果，根據其效果分界線把參與試驗的對象限制在那些失智症的高風險族群。如此一來，假設我們的結果是正向的，就能在第一時間直接惠及那些擁有最高失智症風險的人。最後，我們不僅會檢測訓練對失智症患病風險的效果，也會檢視大腦有沒有發生任何變化。我們預計SMART試驗的最終結果會在二〇一二年的時候開始發布。請持續關注。

## 結論

我們已經看到越來越多的紮實證據，說明心智活動在降低罹患失智症的風險上扮演著重要的腳色，這些證據的類型從我們在小鼠大腦上發現的大量正向效果到有益於人類大腦健康的文獻紀載都包含在內。此外，在許多不同的人口研究當中，都把心智活躍的生活方式跟降低的失智症患病風險連結在一起，而且其影響力也開始重現於人類臨床試驗上。因此，這其中所傳達的訊息是一致又明白的：

**第六課，維持心智活躍就有很大的機會能夠降低你罹患失智症的風險。**

下一章我們會將看到要如何將上面這一課轉化為特定的建議生活方式，也會提供一些實際生活案例中帶有「用進廢退」原則之力量的活動，並從腦科學的角度來放大檢視。

## 聚焦　「健腦操」的電玩有用嗎？

為了好好回答這個問題，我們需要先自問一下，我們說的「**有用**」到底是什麼意思？對於那些數量越來越多、用來鍛鍊心智的市售遊戲，我們要用什麼標準來衡量他們的成功呢？

有些歷史脈絡很重要。心理學家已經在老年人身上研究各種「腦力訓練」的效力超過二十年。[8]這些鍛鍊通常是採用「紙筆」的形式，或經由專業導師所帶領的團體課程，而鍛鍊的結果也相當一致：幾乎**任何一種記憶訓練**都有助於改善**短期內跟訓練相關之作業**的表現。

所以第一個要點是，目前還沒有任何一種「神奇的」記憶鍛鍊是優於他者的。不管用哪種形式，鍛鍊你的記憶才是關鍵。因此，除非有比較臨床試驗的根據，否則我看不出來有哪一款市售產品是非它不可。

第二，正如本章所討論，訓練效果的移轉問題才是關鍵。大部分的老年人會想要進行這些訓練，是為了維持他們的整體心智功能，以期能繼續去做那些對他們來說很重要的事情——以及藉此避免罹患失智症——而不是為了成為全世界最快完成字母配對或記憶遊戲的人！

市售商品喜歡引用表現上的改善數據，像是「多少個百分點」。但是這些表現上的改善是從一個人已經做好幾個月的同一件事而來，所以重複做一件事會越做越好，這似乎是不證自明的道理。另一種說法則是用「大腦年齡」的說詞來表示結果，而這種說詞或許是一種不錯的行銷花招，但對個人來說缺乏科學上的意義。

相對於隨機對照組，這些市售商品也尚未證明，使用他們的科技來鍛鍊心智，能夠長期改善或維持一個人的一般認知能力**和**日常生活功能。然而，正如本章所提及的，臨床試驗出現改善轉移的證據，通常是採用比較傳統的訓練方法。基本上，我可以預見的是，電腦化的訓練課程可能也會出現相似的效果，但還是需要試驗來證實。

再者，保護效果的持久性也很重要。有些商品在他們**未發表**的「效度分析」（validation study）中說，用他們的心智遊戲練習一個月，就能對**這些相同的作業**帶來百分之九到百分之三十的改善。但卻沒有告訴你當你停止練習後這些改善是否能繼續維持。或許他們希望這些遊戲能持續一輩子吧？如果真是這樣，我也沒什麼期望了。我們知道人們一般不會好好順從生活方式的持續性改變，就算他們的命懸於此也一樣。以遵守健康飲食為例，它的好處是基本常識，但糖尿病跟肥胖人口比例卻還在持續上升中！

另一方面，這章提到的ACTIVE臨床試驗發現，在經過十週的傳統認知訓練後，在日常功能上，有一些適度**類化**的改善**持續了五年**。因此，我們非常需要這類關於經過**電腦化**之心智活動課程的長期臨床研究，除了因為上述的原因之外，也因為這些訓練課程具有一個勝過傳統課程的**主要優勢**，就是可以為每個人貼身調整作業的難度，而且還可以在改善了個人的表現之後繼續增加難度。

最後要考慮的一個問題是，有一個來自研究團隊的迷人結果顯示，所有事情都是平

8 G.W. Rebok et al., 'Training and maintaining memory abilities in healthy older adults: traditional and novel approaches,' *Journals of Gerontology: SERIES B*, 2007, 62B:53-61.

等的，老年人在家**和伴侶一起**鍛鍊記憶會做得比自己學習和練習要來得更好。所以就像我們即將要在下一章進行的延伸，有個同事、朋友或隊友在身邊一起訓練似乎是一種優勢。換句話說，社交面向跟認知面向是同等重要的。因此，獨自利用任天堂或電腦來練習健腦操，可能會帶來「機會成本」，也就是如果你開始忽略了你的社交和身體活動。

因此，電腦化的心智活動訓練顯然具有某些潛力，能夠降低晚年的認知障礙和罹患失智症的風險。然而，這些預測仍然還需要科學上的實證，而且**效力的轉移**和**耐久性**這兩個重要的問題也需要被提出。正如下一章將要討論的，還有很多選擇可選，也可以選購有效、便宜而且更有趣的市售健腦操商品！

# 第8章 用進廢退（技藝篇）

## 預防失智症的三個關鍵

經常有民眾問我：「什麼活動最有助於預防失智症？」現實中，在仔細閱覽過國際文獻後，我必須說，沒有任何一種消遣、嗜好或娛樂可以作為最佳選擇。

然而，就那些可能比較有效的的活動來看，的確出現了一個模式，那就是這種類型的活動都有三個共同元素。不過，在我們思考什麼可以被認為是預防失智的**三個關鍵**（*Three Keys*）之前，有一個值得一提的決定性齧齒動物研究。

如同前章所討論，豐富化牽涉到把一隻動物從平常「無趣」的牢籠環境移到一個更大而且普遍充滿更多刺激、室友、玩具、滾輪和迷宮等等的牢籠。如果我們稍微分析一下這個，就可以看到豐富化的操控其實是由至少三種子元素所構成：一、社交干預，因為當前的環境有更多其他的室友出現。二、身體干預，因為整體的活動已經增加，特別是加入了滾輪。三、認知元素，因為探索新玩具、迷宮等等而讓心智產生額外的運作。

南佛羅里達大學的蓋瑞・艾倫戴許（Gary Arendash）教授認同傳統的豐富化具有三個面向的本質，而且在一項非常精明的實驗中試著要將他們梳理開來。[1] 他從經過基因改造的「阿茲海默症小鼠」開始，把他們從標準的居住環境分別移到幾個經過不同調整的居住環境中。「社交」組僅僅受惠於更多「獄友」（而沒有滾輪、迷宮和玩具）；「運動」組只多了額外的滾輪；而「認知」組則只有迷宮和玩具。有趣的是，還有一個第四組，涵蓋了上述的三項調整——也就他們被放在完全豐富化的情況下。到了研究末期，有三項結果被評估為直接跟阿茲海默症患者平行相關：一、阿茲海默症的病狀發展；二、記憶表現；三、突觸的數量。這個研究的結果非常明確，相較於標準組，儘管所有組別在某種程度上都有受惠，但只處於完全豐富化的組別贏得了「三連勝」——擁有比較少的阿茲海默症病狀、記憶測試分數獲得改善，以及突觸數量增加！

令人意外而且在理智上讓像我這樣的人獲得滿足的是，在人口研究中也出現了相似的模式。相較於參與比較簡單或比較平淡活動的人，那些參加涉及社交、運動和認知元素之活動的年長者比較可能避免罹患失智症。**因此，讓罹患失智症的可能變到最小的三個關鍵是：確保自己參與的活動都具備了強烈的社交、身體和認知元素。**

---

1 J.R. Cracchiolo et al., 'Enhanced cognitive activity—over and above social or physical activity—is required to protect Alzheimer's mice against cognitive impairment, reduce A, deposition, and increase synaptic immunoreactivity,' *Neurobiology of Learning and Memory*, 2007, 88:277-94.

敏銳的讀者將會領略到，我們幾乎不可能有純粹的社交活動，像是不具備身體元素。另一方面，社交的藝術同樣需要很多思考、計劃、反應和預測等等，而這些就是——認知！這點是毫無疑問的，然而，我的建議是，有些活動會比其他著重於這三**個關鍵**，而這些類型的活動就是我們應該參與的。

## 讓我們務實一點

我們都被勸告、訓練甚至強迫要從財務的觀點來規劃自己的退休，但本書的核心訊息卻是，我們應該花同樣的心思從「健腦」的角度來規劃自己的退休。這麼說好了，就算我們在六十五歲退休的時候有健康養老保險，但假如我們將會在大約五年內失智，那這一切有什麼意義？

比這個正向得多的情況是，我們可以在退休後的大約二十年間充分享受生活。為了達成這種生活，我們需要把本身具備社交、身體與認知活動的工作，也就是一般在我們的夢醒人生中占據高達一半的部分，用同樣具備社交、身體與認知元素的新活動來加以取代。而這就是我所說的，從「健腦」的角度來規劃退休，而且我們應該**現在**就為此規劃。

我並不是倡導每個人都要無窮盡地練習「心智遊戲」、每天上健身房舉重，然後晚上用麻將聚會來結束一天（如果這些活動吸引你，就儘管去做吧）！任何針對退休的活動規劃都需要讓**你**感到有趣，並為**你**帶來歡樂與享受。**這是因為，無論活動的本質為何，這些活動都更需要為了你的餘生而被維持。以確保最大的效力來對抗失智症。**所以，以下是一些選項和我對它們的各別分析。

## 一、持續工作……而且熱愛工作

有一個越來越常見的選項就是退而不休：我們只是換成兼職或無給職。這通常發生在特別擅長於自己所為且樂在其中的人身上，因為他們就是不想停手。有時候他們會變成「榮譽」顧問（如果是無給職），或者在原來的產業遊走，成為「搞定先生」或「搞定小姐」，運用他們的專業建議來解決困難的問題。從「健腦」的角度來看，這個方法不僅是個美妙的方式，在我們的處置上擁有這些「活人資產」，明顯也會對社會和經濟帶來巨大的利益。

這個方法的唯一缺點是，如果我們「原先」的工作本質是依靠腦力（當這些人的情況是如此時），那麼我們就可能忽略了身體和社交的關鍵。在這種情況下，我們就必須為自己的半退休生活增加新的娛樂或嗜好，藉此來彌補不足之處。

近年來出現了一種特別創新的解決方法，是由布里斯本的商人肯・麥高芬（Ken Magoffin）所提倡。他為了滿足「銀髮旅遊族」——大約五萬名澳洲退休銀髮族，每年會利用他們的暮光之年去國內外旅遊——的需求而開了一個Grey Nomads Employment的網站（www.greynomadsemployment.com），這個網站背後的理念是，如果你是屬於這類人，又剛好會在某個市鎮或鄉村待上一段時間，然後當地如果需要你的技術或才能時，你可能就有機會將自己的腳色與責任跟帶點巧合的工作機會結合。旅行者和雇主兩者都可以透過這個網站媒合，這是一個簡單的想法，但卻是個有影響力的概念。

## 二、重新愛上

你是否曾經有過熱情或興趣，卻因為吃力的工作行程、小孩、寵物、祖父母或一成不變的生活而停止追求？那麼退休就是讓你重新愛上的機會。重點在於確保**三個關鍵**都運作其中，但如果你所挑選的興趣有一個關鍵不夠充分？簡單——只要調整或補充就可以了。

就拿一個很多人用一輩子來發展培育的熱情——園藝——來說吧。就我（很有限的）經驗，園藝必然涵蓋了強烈的身體成分，而且在隨之而來的規劃、估價、閱讀、比較等等部分，也都涉及了認知的關鍵。然而，涵蓋與人社交的園藝就不是那麼常見。因此，對於園藝的愛好者，我建議可以在照顧自家花園的同時，加入園藝的社團、協會，或是志工的社區花園，如此一來每週或每兩週你就可以有一次跟其他園藝愛好者相聚的機會，你們可以討論你的庭園、他的庭園、目前最新的潮流或小技巧，以及即將來臨的園藝節目與活動，還有其他人聚在一起所談論和進行的所有事情。看吧，很簡單的！

## 三、是時候找到你的熱情了

如果在退休後繼續兼差的想法對你來說只跟得到疝氣一樣吸引人，而且你也沒有什麼值得說嘴的興趣和消遣，**那你一定得找到投注熱情的事物才行**。至於那是什麼？這裡有四個建議可以大量滿足**三個關鍵**。

### ■ 學習跳舞

二〇〇三年，喬．維爾蓋塞（Joe Verghese）教授和他的同事在聲譽卓著的《新英格蘭醫學期刊》（*New England Journal of Medicine*）上發表了一篇報告，談到他們有一份研究追蹤了四百六十九位心理健康的人超過五年，其中特別觀察他們從事九種身體活動的情況，想藉此確認這些活動跟降低罹患失智症的風險有沒有關聯性。[2] 猜猜看只有哪個運動被預測能夠降低罹患失智症的風險？沒錯，就是跳舞！

我從大學時代開始就是熱衷於騷莎舞的舞者，所以我真的認為跳舞的好處多多。讓我們從**三個關鍵**的觀點來分析，上舞蹈課並練習需要舞伴的舞很明顯就是一種社交經

2 J. Verghese et al., 'Leisure activities and the risk of dementia in the elderly,' *New England Journal of Medicine*.

驗，所以在社交部分可以打上一個大勾勾。同樣地，跳舞可能相當激烈，任何曾經跳過一整晚舞的人都可以證明，所以可以在身體部分打上第二個大勾勾。

但是認知關鍵呢？如果你從沒上過舞蹈課，那麼你可能不會意識到跳舞會非常費心。首先，你需要學會如何更好地控制和協調自己的身體，有時還要做出你從沒做過的動作。再來是舞步，你需要先把繁複的動作順序塞進短期記憶中，才能在課堂上重現，然後把他們轉換成長期記憶，這樣你才不會在下一堂課從頭再來過。經過一段時間後，那些來自長期記憶的次序，在付出努力、費盡心思糾正後，變成了不費力的習慣性運動記憶。於是接下來還要感知節拍和律動、預測舞伴的動作和意圖等等，難怪有時我們要讓跳舞看起來簡單是這麼樣地困難！因此，學會跳舞肯定含有強烈的認知成分，而且這個消遣還能充分滿足**三個關鍵**。除此之外，跳舞充滿樂趣，初學者經常會上癮，而且你可以跟俊男美女共舞，我還需要多說什麼嗎？

## ■ 打太極拳

武術跟學習跳舞一樣，在很多方面都滿足了**三個關鍵**。除了在體能方面的要求毋須多說外，武術還包含強烈的社交成分——走進道場或武術學校，你很難不感受到夥伴間的情誼和只有內行人才懂的笑話，以及相互讚揚和喧鬧的意見。不免俗地，學校的成員也會在課後社交或一同歡慶事件，一塊承受肉體上的艱苦似乎容易為他們帶來特殊的情誼。武術的認知元素也跟跳舞一樣充足，因為同樣是使用短期和長期的記憶，然後慢慢轉換成運動記憶。無怪乎李小龍當年不僅是個非凡的武術家，同時也是個有洞見的哲學家，[3]以及一九五八年的香港恰恰舞蹈冠軍！許多武術還涵蓋鍛鍊、改善反應時間與速度的磨練，這部分跟許多「健腦操」的電玩遊戲有異曲同工之妙，都是在訓練處理訊息的速度（請參見第七章的「聚焦」單元）。

如果你從來沒有類似的經驗，那麼全接觸型的武術可能不是晚年開始的最佳選擇。還有很多「溫和」的武術可選，也都對大腦有相同的可預期好處。舉例來說，太極拳最終能學習超過一千個分解動作，要完成這些動作，我敢說沒人不需要大量的記憶訓練。太極拳還強調呼吸的調節，這除了對整體健康有益外，也是對抗壓力的極有效技巧。所以走出戶外去試試武術吧，這樣你就能成為**利用這三個關鍵打敗失智症的大師**！

## ■ 揚帆而去

這世上很少有事情能跟升起船帆、御風朝向波光粼粼的海洋一樣令人滿足，而且還有什麼時間比退休後更適合用來學習和練習這項技術！

3 Bruce Lee, *The Tao of Jeet Kune Do*, Ohara Publication Inc., 1975.

我如此熱愛航海的原因之一，就是它近乎昇華的結合，它提供了浪漫主義和享樂主義的快樂，以及體力和智力的考驗。如果你與他人結伴航行，就會因此提供了身體和社交兩個關鍵。但是智力的成分呢？這就取決於你想多深入航海了。如果你滿足於待在後座當乘客，那可以簡單把大腦切換到自動導航模式。然而，如果你是身為船長，或正在接受成為船長的培訓，那就有無窮盡的問題、知識、技巧以及豐富的歷史等著你去探索。即便是一趟簡單的休閒巡航，航行在如同雪梨港這樣的保護水路，也必須知曉船隻安全、基本操作、緊急措施、基本的無線電操作、規劃航線、導航、解讀羅盤等等知識。你變得越專精，要知道的也就越多。好比「海洋領主」[4]必須能夠利用星星來導航！

## ■狡猾的賽跑

在蘇．庫爾勒（Sue Kurrle）助理教授向我介紹她最愛的消遣之一以前，我根本沒聽過「狡猾的賽跑」這項活動，而她是雪梨霍恩斯比醫院（Hornsby Hospital）中鼓舞人心的老年醫學專家。這項活動比較正式的名稱是「定向越野」（orienteering），「狡猾的賽跑」是一種競技，由個人或團隊帶著地圖與指南針進入荒野，然後盡快從A點前往B點，看誰的速度最快。途中參賽者必須盡速找出一條更直接的路徑，來越過可能有困難或陡峭的地形，看這條路徑是否可以比平坦卻迂迴的路徑要來得快還慢抵達。基本上，這是人類活動裡最接近上章我們討論小鼠豐富化的情況！因此「狡猾的賽跑」

跟三**個關鍵**的關係可以得到金星。這項活動顯然也可以變得相當競爭也令人著迷，而且你永遠不知道會在途中遇見誰。庫爾勒博士說：

> 對於大腦的健康來說，定向越野是個出色的活動，因為你會在關卡之間活動身體，也會想辦法在關卡之間找出最佳路徑並試著避免迷路，所以心智上也很活躍。這活動對各種年齡和活動等級都再適合不過了。我清楚記得，有一次有個老先生在終點前加速超越我，然後我後來才發現他是九十歲以上的組別！定向越野在社交方面也很適合，因為你們會在競賽過後，坐下來喝杯紅酒，並討論比賽的最佳路徑。[5]

---

4 編按：一九六〇年代的漫畫人物，來自於 DC 旗下的漫畫《水行俠》（*Aquaman*）。

5 Associate Professor Sue Kurrie, Hornsby Hospital, Sydney. Conversation with author, 11 May 2008.

## 創新思考　保持心智健康的真實案例

### 男士棚

在平靜的澳洲郊區，有一項寧靜革命正逐漸吸引許多退休男士的興趣。「男士棚」（Men’s Sheds）是男人可以去學習和練習「老派」技藝的地方，像是木工、鐵工等其他工匠技術。現在全澳洲有大約二百個男士棚。由於這些後院活動沒有相關規範，所以充分管理和安全議題的層面需要審慎評估。除此之外，可以藉由學習新的技能來鍛鍊心智，與其他人社交，同時活動身體，這些可說是絕妙的管道。利用 Australian Men’s Shed Association 的網站（www.mensshed.org）你可以找到鄰近自家的男士棚。

### 射向星星

伯特・鮑登（Bert Bowden）寫信向我介紹步槍射擊運動（rifle shooting），這是他過去三十五年所熱衷的運動。他曾在一九九四年的大英國協運動會獲得金牌。而一九八二年的金牌得主亞瑟・克拉克（Arthur Clarke），獲獎當年已經六十二歲，現在雖然已經年過八十，卻仍然老當益壯。

競技的步槍射擊需要高度地集中、專注與計算。根據伯特所說，裡頭總有新鮮事可學，在高年齡層中也非常受到歡迎——在六十歲以上的組別賽中，競爭的熱衷射手比公開組隊的賽事還多！因此步槍射擊也良好地詮釋了所有**三個關鍵**：認知、社交與身體的關鍵。

雖然只是趣聞，但伯特說了有趣的意見，提到國內外步槍射擊俱樂部的成千會員中，他自己已經接觸過的人，沒有任何因為失去心智能力而從這項運動引退。

## 戶外探險

七十九歲的約翰．弗萊明（John Flemming），來自紐西蘭北島，喜歡規劃並進行獨木舟之旅。他已完成過很多次這樣的旅行，時間從數天至幾週都有。這些旅行大多包含組槳，但偶爾他也會給自己設定獨力的挑戰，這需要由他自己單獨旅行一段時間。

任何認真的戶外冒險都需要許多事前的精準計畫，以下的例子是約翰在規劃旅程時所需要考慮的事項：

在我腦中最重要的就是目的地。何地？何時？需時多久？個人或跟旅伴一起？我需要帶些什麼？以及最重要的是，需要什麼安全措施？

假設我的目的地是陶波湖（Lake Taupo）[6]。完整的環湖航程（一百六十六公里）需要三至四天。我會在一週前確認天氣預報，如果情況良好，我可能就會決定自行前往。我會需要讓人舒適的設備，所以我會帶上摺疊擔架、椅子和小桌子。一張遮蓋用的蓬頂、睡墊和睡袋，以及一頂讓我遠離昆蟲、保持溫暖和乾燥的小帳篷。如果夜晚天氣良好，我會在星空下睡覺；反之若情況惡化，我會選擇露營，等待天氣轉好。

我會準備兩份陶波湖的地圖，並在上面標記里程與可能的營地，一份隨身攜帶，另一份則跟聯絡方式一起放在家中。我會帶行動電話（或者山用無線電，如果已經知道訊號會接收不良）和個人指位無線電示標（personal locator beacon）。旅途中我會每晚和總部聯絡，說明接下來幾天的計畫。

啟程前我會檢查獨木舟、救生衣以及其他安全裝備。我還會準備一支備用槳、野炊裝備、各種保暖衣物，包括防風外套，以及包括驅蟲劑在內的藥物。為了熱湯與飲料我還會準備熱水瓶，行前更會準備美味又營養的食物作為餐點，其中包含解饞的水果與甜點。

> 如果我是自行划船，我總是會靠著海岸繞行，以防止翻覆，如果情況不佳我就會停止。

很清楚，約翰花在思考上的時間可能跟實際外出的時間一樣多，因此真正有效滿足了心理活動與生理活動這兩個關鍵。至於獨自冒險雖然有它特殊的浪漫與魅力，但從健腦的觀點來看，團隊旅行才是解開之於預防失智症的社交關鍵。

## 進一步建議

這裡列出十個不計次序的其他活動以供考慮，每個活動都是**三個關鍵**的不同結合。

1. 到社會團體或慈善機構擔任志工。
2. 學習新的語言，並用它旅行。
3. 參加合唱團。
4. 參加戲劇班或業餘的劇團。

6 譯注：紐西蘭北島最大的淡水湖。

5. 參加健行或健行社團。
6. 參與利益團體。
7. 創立一個地方性的利益團體。
8. 學習繪畫、雕刻、寫作等等。
9. 學習如何使用電腦與網路。
10. 養寵物。

## 活動多少才足夠？

所謂物極必反，但到底多少才是過度？在處理這個問題之前，要先針對連結心智活動與罹患失智症之風險的關聯提出一個重點，也就是「**劑量依隨效應**」（dose-dependent effect）。這指的是，我們在第七章提到的許多人口研究中，每次逐步參與心智活動，罹患失智症的風險就會有相稱的減少。以先前提及的研究為例，研究追蹤了四百六十九位本來沒有罹患失智症的老年人，追蹤時間超過五年。在研究一開始，所有受試者都完成了一份問卷，回答關於他們參與六項認知活動的頻率，然後後被分成三組：低度參與活動、中度參與活動和高度參與活動。跟低度參與組相比，中度參與那組的新發失智症機率是百分之五十；而高度參與組的新發失智症機率，跟低度參與組相比則是更低的百分之三十三。

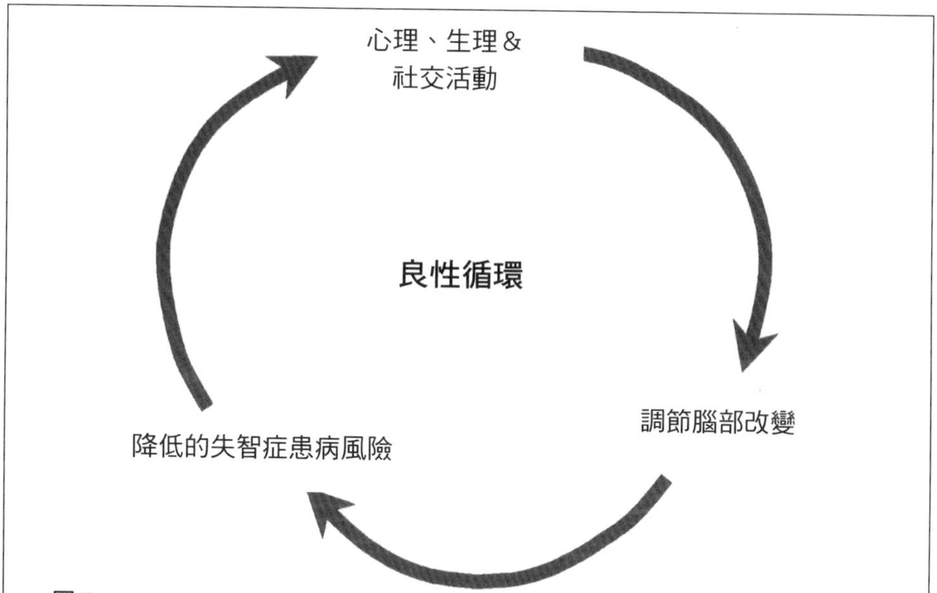


**圖7**

良性循環圖呈現了遵守心理、生理與社交活動的三個關鍵，能導致一系列有益的腦部改變，並反過來降低我們罹患失智症的風險，因此讓我們能夠繼續活動。

顯然盡可能保持活動是有好處的，但要記得遵守**三個關鍵**的原則。然而，一旦保持活動開始變成一種消耗、壓力沈重或過度苛求的要求時，那麼從健腦的觀點來看，這就會產生不良的後果。因為比起保護大腦，我們更有可能受到大腦分泌可體松這種輕微毒素的影響而造成傷害。我的最佳建議是，**在有趣的前提下盡可能地活動**，才能藉此保持自身的平衡。我們都需要休息、放鬆以及什麼事都不做。

邏輯上來說，隨之而來的問題就是「我現在做了多少活動？」當我在讀博士的期間曾回顧過這個的領域，然後我發現，我們沒有一個好的工具或手段，可以用來廣泛檢測跨越人一生的心智活動。因此，我們發展出了「**終生的經歷問卷**」（*Lifetime of Experiences Questionnaire*, LEQ）來達成這件事（請參見本章文末的「聚焦」單元）。LEQ可以透過線上進行，只要十五分鐘，你就能推斷你目前的心智活動是屬於低、中或高度的範圍。

## 良性循環

來自這兩個「用進廢退」章節的簡單訊息就是，藉由使用**三個關鍵**來保持心理、生理與社交方面的活躍，我們也許可以降低罹患失智症的機率，然後就可以繼續做這些帶給我們意義和快樂的事情。我喜歡稱這個為「良性循環」，其概念呈現在下面這張簡單又深具影響力的圖（請參見圖7）。

## 聚焦　測試你心智活動的程度

很多人想知道他們的心智活動相對於同儕是怎麼樣的程度，而「終生的經歷問卷」（LEQ）剛好就是為了這個目的所設計，而且評估了建立在一個人一生之上、全系列的綜合心智消遣。它假設填寫問卷的人已經年過六十五歲或已經退休，然後將他們的經歷分為青壯年、中年與晚年階段。你的教育、工作以及綜合的心智與休閒消遣都會依據各階段來評估。

ＬＥＱ會產生一個整體成績，再加上三個附屬成績——一個青壯年的、一個中年的，以及一個晚年的。你對於自己早期的生命經歷（或附屬成績）顯然無能為力，但你總是可以增加現階段的經歷，還有心智消遣的強度，然後看看你晚年階段的附屬成績，以及因而產生的整體成績是如何改善。

整體的ＬＥＱ成績是以百分位數的方式呈現——即低於你分數的一般人口占有多少百分比。所以，如果你的分數是百分之五十，表示你是處於完美的平均值，有百分之五十的人在你之下，還有百分之五十的人在你之上；如果你的分數是百分之七十五，表示你位於前百分之二十五；或者是百分之九十，則表示你的同儕之中只有百分之十的分數在你之上。又或者得到了百分之二十的分數，即代表有百分之八十的人，其大腦運作得比你更好。

一般的概念是ＬＥＱ的分數越高越好。我們已經證明，更高的ＬＥＱ分數不僅預測了認知病變速度會隨時間變得更慢，其大腦縮小的速度也比較慢。作為一般的理想目標，如果可能，我會建議你去努力試著把整體的ＬＥＱ成績提升到百分之六十五以上。

想要完成ＬＥＱ，請登入網址（train.headstrongcognitive.com/leq.aspx）並依照提示操作。這是免費的，而且需時大約十五分鐘。我們會記錄匿名的答覆，以建立更精確的描繪，讓「典型」之人的心智活動輪廓更清晰。

最後，請記得，即使你的分數是百分之九十九，也無法保證你可以遠離失智症。它真正的意思是，你可能已經盡人事去減少自己發生這種情況的機會。

# 第9章 鍛鍊身心

給老鼠一個滾輪，牠會跑到不能再跑——因為牠們愛死了。年輕的老鼠會每天自願跑上幾公里（幾乎都在夜晚），即便年長的老鼠也會隨之起舞。不過當報告首次指出，奔跑的囓齒動物會發展出比較好的腦功能時，我相當地懷疑，這對人類的健康而言，有沒有任何潛在的重要性。畢竟囓齒動物天生就會花費大多的時間在高度活躍的覓食與試圖躲避天敵上，因此自願奔跑之於一般實驗室老鼠的腦力會帶來巨大的影響，其實並不令人感到訝異，尤其是讓那些「控制組」或「對照組」的動物們到處坐著卻什麼也不做地度過一生。人類則不太相同，對吧？結果卻是我錯了——還是大錯特錯。

## 人類的運動試驗

現在有十幾個隨機分派臨床試驗（randomised clinical trials, RCTs）——醫學證據的最高等級——已經開始針對身體運動之於晚年認知功能的影響進行調查，而且結果相當清楚。身體運動的確對人類的心智功能有正向的益處，特別是在解決問題、多工處理以及注意力等所謂「執行」的認知領域。[1] 此外，近期的隨機分派臨床試驗顯示，在那些有**輕度認知障礙**——一種中度認知功能障礙的臨床前的狀況，會增加個人罹患失智症的機會——的人身上，運動有效降低了認知衰退的比率。[2] 因此身體運動之於人類似乎具有相似於囓齒動物的治療效果。

當我們將身體運動跟**心智**或**認知**運動的科學研究相比（如第七章的討論），就會有好幾件事浮現出來。首先，在心智訓練的文獻上非常令人困擾的**效力轉移**（transfer of effect），是一個有問題的議題，但這在身體運動上卻不成立。走路、跑步或騎腳踏車所涉及的心智處理，明顯跟接受記憶測試或解謎的部分不同，所以來自身體運動的正向認知效果是不會因為測試練習而發生。也因為身體運動的本質跟認知任務的表現是如此地不同，所以效力轉移才達到了一個示範的等級：一個活動改善了另一個全然不同類型之動作的表現。就我的觀點來說，這就是身體運動領域的最大長處。

另一方面，來自身體訓練研究的**效應值**（effect size）顯然比認知訓練來得小。醫

---

1 C. Hillman, K. Erickson, and A. Kramer, 'Be smart, exercise your heart: Exercise effects on brain and cognition,' *Nature Reviews Neuroscience 9*, pp. 58-65, 2008.

2 N. Lautenschlager. Et al., 'Effect of physical activity on cognitive function in older adults at risk for Alzheimer Disease,' *Journal of the American Medical Association,* 300, pp. 1027-1037, 2008.

學裡的效應值是指一個特定的干預在特定的結果上所呈現出來的強度或力量。假設我們正在計算疼痛（如頭痛），於是比較兩種干預：一劑撲熱息痛（paracetamol）對上一劑可待因（Codeine）。兩種藥都能有效降低疼痛程度，然而如果兩組的病患數量與類型分配得當，則可待因緩解疼痛的效力會更強。另一種思考方式是，可待因較大的效應值表示，你需要比較小的患者群來呈現統計上的顯著結果。聽聽舒緩的音樂或許能（也或許不能）緩解頭痛，但它的假設效應值小到你得需要數千人的實驗組才能呈現出它的效力。

考慮到這一點，當我們提及老人的認知功能時，身體運動的效應值似乎比認知運動來得少。我跟同事還有良師益友的柏敏德．薩奇德夫教授在系統性文獻回顧中發現，認知訓練的效應值在健康的老人身上大約是一點一（強效力），而在身體運動的類似回顧中發現，其效應值大約在零點五至零點六左右（中效力）。然後在相同的回顧當中，我們也發現這個有利於認知訓練的強效力，在停止訓練後還能持續有效至少三個月，但是對於運動停止後其效益是否可以延續，卻很少有研究檢視。所以即使認知訓練（在技術上）承受來自適當示範轉移的挑戰，它似乎真的能對心智功能產生更強烈的好處，而且這些好處可以在這類訓練終止後持續更長的時間。

當然，最好的選擇可能是將身體與認知運動兩者結合，如同我們在第八章中介紹**三個關鍵**原則時所解釋的，囓齒動物的研究強力指出，心智訓練、身體活動與社交活動三者的結合比任一單獨因素要來得更有效力。在人類大腦上也同樣如此嗎？目前我們只有非常曖昧的跡象。事實上，我們或許可以從SMART試驗找到肯定的答案，這個試驗是由雪梨大學的瑪利亞．費雅塔隆．席恩教授跟許多來自澳洲各地的研究夥伴（包括我）所進行。在這個隨機對照試驗當中，帶有失智症患病風險的老人被隨機分配到四種不同情況裡，其中每一種都是不同身心運動的組合。當這個試驗完成後（預計是二〇一二年尾），我們將可以計算認知訓練、身體運動以及兩者結合的效應值。我們假設參與者將會在進行結合身心的運動後，獲得大於採用單一運動的好處，就如同動物實驗一樣。

## 大辯論：有氧訓練或是阻抗訓練？

身體運動領域中有一個懸而未決的大問題，就是哪一種訓練對大腦最好。有一種非常基本的分類方式是分成**有氧運動**（aerobic exercise）或**阻抗運動**（resistance exercise），前者需要持續活動來提升你的心率和新陳代謝（例如慢跑）；後者則是你在短而緊密的時間內最大限度地使用你的肌肉（例如舉重）。

這個辯論具有很長的歷史，首先點燃戰火的是關於兩種運動對**軀體**健康的相對益處。一開始有氧運動曾受寵一段時間，在背後驅使的是一連串的囓齒動物研究，這些研究幾乎排除一切專注於滾輪在生理機能與疾病過程中所帶來的效果（要一隻老鼠舉重似乎相當困難！）。接著出現了關於阻抗訓練影響軀體健康的人類研究，然後有很多年都存在一種「屬於我自己的運動規則」的精神性聲音。幸運地，現在有個共識出現了——至少是在整體健康方面——就是結合有氧與阻抗訓練才是最理想的（不太令人意外）。舉例來說，美國的HART－D試驗把有氧、阻抗以及兩者結合的訓練之於糖尿病患者的效果跟久坐的情況對照，就減少長期血糖而言，只有結合兩種訓練的身體運動是有效的，而且相似的好處也出現在其他整體的健康情況下，像是高血壓、骨質疏鬆與過重。基於這些原因，美國運動醫學會與美國心臟協會建議，為了整體健康可以採用結合有氧與阻抗的訓練。現在正如我們已經在第三章到第六章看過的，所有這些傳統心血管疾病的危險因子（特別是高血壓）都增加了罹患失智症的風險，所以任何減少心血管疾病的干預也將很有可能（間接地）減少罹患失智症的風險。因此，為了理想的大腦健康，光憑上述這個原因我就會同時推薦你這兩種運動。不過，該留意的是，沒有任何隨機分派臨床試驗完成了有氧、阻抗或結合運動訓練之於預防老人認知衰退與失智症的直接比較。

## 身體運動後大腦發生了什麼改變？

令人驚訝的是，只是從事身體運動的行為，就可以對我們大腦的結構跟功能造成直接且重大的改變。在基礎層面，任何持續身體運動的作息方式，都將改善你身體的新陳代謝健康——你的心臟會更有效率地把血液送到身體各處，肺會從空氣中吸收更多的氧氣，並釋放更多的二氧化碳，因而更加充實血液。身體裡的所有細胞，包括腦細胞在內，都受惠於這個基礎的適應性變化。當身體在休息時，大腦占身體新陳代謝的最大部分，所以運動能夠帶來更好的腦功能，其最直接的方式就是增加整體新陳代謝的健康。事實上，利用大腦成像，我們可以看到一個人在經過一段時期的身體運動後，其血流和新陳代謝增加的形態。有趣的是，最近的研究指出，從事身體運動的老年人可以特別增加海馬迴的血流，而海馬迴正是與記憶緊密相關的大腦結構，也是最早受到阿茲海默症影響的區塊。

更令人吃驚的（至少對我來說）是，有越來越多的報告顯示，身體運動可以增加大腦某些特定區域的體積。亞瑟．克雷默（Arthur Kramer）跟他來自美國伊利諾大學（University of Illinois）的同事們引領了這方面的成就。運用全腦成像技術，他們首先指出，一般更加活躍的健康老年人，通常擁有較大的前額葉（對執行功能很重要）與顳葉（對記憶很重要）。另外，在為期六個月的中等強度有氧運動訓練前後分別掃描發現，跟控制組相比，大腦有許多區域的體積都增加了，尤其是前扣帶（anterior cingulate）的體積，前扣帶位於前額葉，對衝突任務的適當注意力控制很重要。近期還從這個組別發現，為期一年的健走課程足以增加海馬迴的體積，而對照組則是顯現出預料中的體積下降。[3]此外，在運動組中，海馬迴體積的增加程度與記憶的改善相關。因此這是至今最佳的證據，顯示身體運動能夠經由直接增強海馬的結構與功能來帶給老人心智上的益處。甚至在動物研究的基礎上，我們對於這究竟為何會發生，正要開始發展出一種越加複雜的理解。

## 原理是什麼？

當身體運動與認知益處之間的關聯首次浮現，這個連結關係被假定為擁有更好軀體健康的純然結果。很多人推論說，這單純是因為有更好的血流與新陳代謝健康，以及血管疾病的減少。這裡頭一定有部分的真相，因為，身體運動正如先前所提及，對糖尿病、高血壓、過重等等情況具有打敗疾病的強大效果。當我們提到大腦功能，減少或排除任何上述這些血管危險因子，都能取得某種形式的好處。

不過，囓齒動物自主奔跑的研究很快就確立了一件事，就是運動可以直接透過多種的**中樞**機制（大腦形成中樞神經系統）來改善大腦的功能。為了簡便行事，這裡我們將會鎖定在三個最有趣的機制，他們全都跟腦內的新增長有關：神經新生（新的腦細胞）、突觸新生（腦細胞之間的新連結）以及血管新生（新的血管）。

我們在之前的章節有解釋過，神經新生是神經可塑性（neuroplasticity）最引人注目的例子，因為有一項革命性的發現讓我們理解到人在成年以後，新的腦細胞還是會不斷地被製造出來，而環境豐富化則是神經新生的最大驅動力，因此，研究人員很快發現，獨自奔跑也是神經新生的正向刺激，而且有跑步的年長囓齒動物，只是經過幾個月，就能將牠們的神經新生程度加速提升到跟久坐的年輕囓齒動物一樣。

海馬迴裡經由神經新生而來的新細胞並不會出現在任何的老地方，而是在一個直接毗鄰微血管的特化區域，叫做「**神經血管壁龕**」（*neurovascular niche*）。史丹佛大學的希歐·帕爾默（Theo Palmer）先生相當清楚地指出，跑步不僅製造了新的神經元，還能透過血管新生產生新的微血管。這相當符合直覺，因為如果新的腦細胞要生存下來，並對神經網絡提出貢獻，那麼這些細胞就需要經由額外的供血來獲得養分。另外，研究人員表示，健康的年長者在經過一段時間的有氧運動訓練後，海馬迴的這個專門分區會有非常特別的血流增加，大概是血管新生增加的緣故。

這些運動導致的神經新生與血管新生，是在一年訓練後，造成海馬迴體積增加的原因嗎？這很難說，或許不是它們本身所造成的，因為大腦組織的最大成分無疑不是微血管或神經新生提供的新生神經元，而是腦細胞之間由突觸連結而成的巨大網絡。幾

---

3 K. I. Erickson et al., 'Exercise training increases size of hippocampus and improves memory,' *Proceedings of the National Academy of Sciences USA*, 108, pp. 3017-3022, 2011.

年前我的注意力因而擺在突觸新生跟運動之間的可能連結上。喬伊斯・希艾特（Joyce Siette）是弗瑞德・威斯布魯克（Fred Westbrook）教授跟我在新南威爾斯大學指導的博士生，透過她的努力，我們已經可以對運動是如何在年長的大腦上產生獨特效果一事做出一些有趣的新見解。

首先，為了顯示年長老鼠跟年輕老鼠相比是記憶明確受損的，我們需要為囓齒動物發掘一個非常敏感的記憶測試。我們用了一個單純欺騙性的行為任務。位置認知記憶（place recognition memory, PRM）任務需要讓一隻老鼠從牠的籠子走去一個由兩樣新穎物體組成的陌生新環境（見圖 8）。老鼠被允許可以探索幾分鐘，然後得回去牠的籠子五分鐘。趁這個時候，其中一樣物體會被移到新的位置，然後再讓老鼠返回。通常老鼠所做的事你也可能會做，就像你回到家後發現冰箱被放在臥房裡——牠會好好瞧一瞧這個跑到新地點的奇怪物體。這種優先探索的行為相當便利，它的效果可當作衡量老鼠記憶的評判標準。換句話說，如果動物對先前的布置沒有記憶，牠就不會花任何多餘的時間去查看被搬移的物體。這個任務有許多優點，其中最重要的或許是，只在過程中做出一個簡單的改變——比起移動物體，我們把物體做了替換——這個任務就變成了物體認知記憶（object recognition memory, ORM）的評估。重要的是，對於著迷於海馬迴的人（像我）來說，PRM 依靠的是完整無缺的海馬迴功能，而 ORM 卻不是。所以我們現在有兩個關乎不同記憶系統的任務可以直接對比，而且是在只改變最少刺激物的情況下，所以在大腦功能的兩個不同層面上，可以給我們一個洞見。太完美了！

如圖表8所示，我們接著運用這些行為工具來證明，當老化明顯侵蝕了嚙齒動物的位置認知記憶系統，對物體認知卻沒有任何影響。接下來，我們在年輕和年長的老鼠身上測試了自主奔跑三個月的影響，結果這種運動讓年長動物的位置認知記憶回復到了年輕動物的程度。於是我們觀察海馬迴裡發生了什麼事，然後發現了一些非常有趣的效果。從先前的研究得知，我們發現年齡對神經新生有負面影響，而跑者卻不受年齡影響，其身上的神經新生增加了大約百分之五十。換句話說，年長的跑者讓牠們的神經新生返還到久坐的年輕動物水平，但還是遠遠不及年輕跑者。但是我們也發現了神經新生的程度跟位置記憶無關，這有違傳統的智慧。所以，在任何年齡下，即便跑步對於增加新生腦細胞的產量來說相當有效，卻似乎跟動物記住環境中物體位置的能力無關。

突觸部分則發現了一種相當不同的模式。跟位置認知記憶的運動類似，圖表8顯示了突觸改變的模式：在年輕動物身上的突觸數量沒有改變，但在年老動物身上卻戲劇性地增加（大約超過百分之一百五十）。事實上，這是我們第一次看到，跑步可以增加年老海馬迴中的突觸數量到超越年輕動物的程度。此外，在海馬迴的某些部分，突觸數量跟位置認知記憶的表現擁有極高度的相關，這表示對於短期位置記憶而言，至關重要的不是腦細胞本身的數量，而是海馬迴中腦細胞之間的連結密度。

跑步是如何增加海馬迴中的突觸連結呢？答案似乎相當有趣又令人意外，至少在老鼠身上是如此。紐澤西州立羅格斯大學（Rutgers University in New Jersey）的捷爾吉．

**圖 8　老鼠身上年齡與跑步對記憶表現的效果**

**A.** 這個圖表表示老鼠在位置認知記憶測試中的測試環境，還有物體的次序與放置。正常的老鼠會探索位置遭到移動的物體。

**B.** 在物體認知記憶測試中，物體的位置維持不動，但其中一個物體被替換成新的物體。

**C.** 年長的動物在位置認知記憶測試中記憶明顯受損，因為對於物體的新位置沒有表現出任何興趣（i.e. 0.5 或 50% 的時間，用來探索比較兩個物體）。

**D.** 年長的動物在物體認知記憶測試中的表現和年輕的動物一樣，這表示只有年長的動物有位置記憶受損。

**E.** 這張圖表顯示年長和年輕老鼠在位置記憶測試中的表現，以及牠們在經過 12 週跑步前後或沒有跑步前後的表現。跑步對年輕的動物沒有任何影響，而位置記憶一開始就受損的年長動物，在標準情況下受損情況仍在。跑步讓年長動物的位置記憶能力恢復到跟年輕動物一樣。

**F.** 這張圖表顯示海馬迴裡的突觸密度（細胞之間的連結）。注意，年輕動物的一般突觸密度（大約～ 130）並沒有在跑步後有所改變。

**G.** 相比之下，擁有較低突觸密度（～ 65）的久坐年長動物，在一段時間的自主奔跑後戲劇性地獲得了增加（～ 155）。因此，年長的跑者最後甚至比年輕的動物擁有更多的突觸連結。插入的圖片呈現了顯微鏡下實際突觸連結的樣本——低突觸密度以深色強度為代表，而高突觸密度則以淺色強度為代表。

**注意：帶有星號的實線表示具有統計上的顯著差異。**

所有圖片感謝新南威爾斯大學的喬伊斯・希艾特。

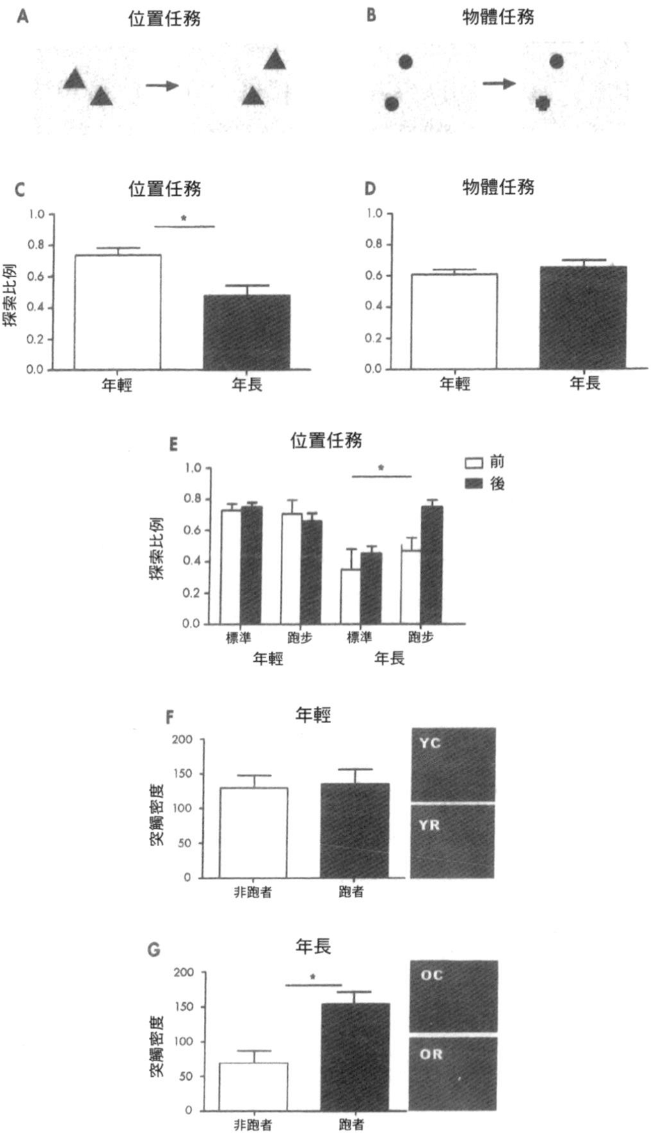
A
位置任務
B
物體任務
C
位置任務
1.0
0.8
0.6
0.4
0.2
0.0
探索比例
*
年輕
年長
D
物體任務
1.0
0.8
0.6
0.4
0.2
0.0
年輕
年長
E
位置任務
前
後
1.0
0.8
0.6
0.4
0.2
0.0
探索比例
*
標準
跑步
標準
跑步
年輕
年長
F
年輕
200
150
100
50
0
突觸密度
非跑者
跑者
YC
YR
G
年長
200
150
100
50
0
突觸密度
*
非跑者
跑者
OC
OR

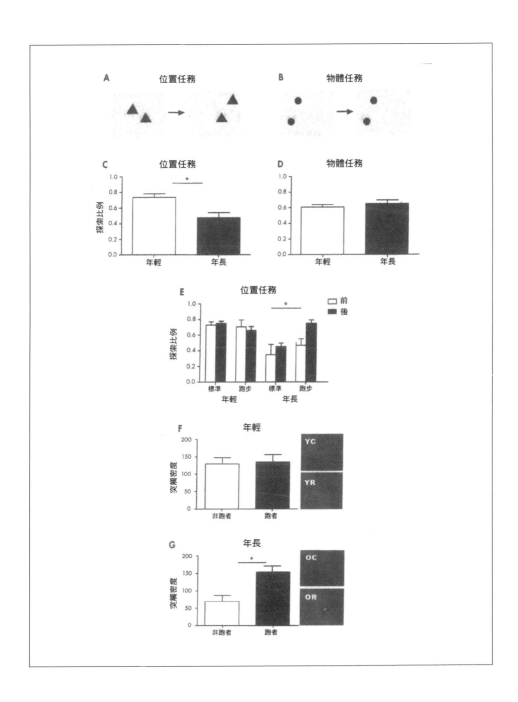

布薩基（György Buzsáki）教授做了以下這個最卓越的實驗：他讓小鼠在滾輪上跑，也獎勵牠們在迷宮裡交替地左轉或右轉，然後再回到滾輪上跑一點，再回到迷宮裡，如此不斷反覆。因為小鼠的海馬迴被植入電極，所以研究者可以在整個過程中即時記錄個體腦細胞的放電模式。他們發現當小鼠在滾輪上奔跑時，牠們正在「複習」從迷宮學習而來的神經放電序列。而且牠們不只有複習，還「思考」著接下來要走什麼方向。不可思議的是，跑滾輪時的海馬迴放電模式，經過電腦分析能夠相當精準地預測動物接下來的迷宮線路會選擇往左或往右，甚至連動物混淆走錯路的時候都能預測！所以至少在囓齒動物身上，跑步看似與認知處理緊密連結，而且有助於協助複習並預測牠們在外在環境中改變生活的模式。

同樣的情形也適用於人類大腦嗎？我們現在真的幾乎沒有數據可說。毫無疑問，海馬迴對人類的記憶形成至關重要，但是以相對體積來說，它從囓齒動物的大腦空間縮小了大約百分之三點五，從人類大腦空間則縮小了僅僅不到百分之零點五。比起只是奔跑、覓食、吃和睡，這些如同囓齒動物所做的事情，我們用大腦做更多的事，所以海馬迴的角色已經進化。有一個有趣的理論是，睡覺的時候記憶會被鞏固，從（高度**海馬迴的**）短期記憶變成（被視為廣泛分散在我們皮質的）長期記憶。因此，搭配更多的運動，我們的確睡得更好，還可能幫助記憶更加鞏固。[4] 我喜歡每天走路上班，而且沿路好像整理了腦內一大堆的東西。運動與認知處理在人類身上很有可能是連結在一起的，就跟同囓齒動物身上一樣。

近來年，我們也學到了大量關於中樞和**軀體生長因子**（somatic growth factors）的角色，也就是分子直接被（心智或身體）運動活化，並觸發了上面提及的細胞生長過程。美國加州大學爾灣分校的卡爾．柯曼（Carl Cotman）教授是這個領域的全球領航者。[5] 他已經證實了觸發腦源性神經營養因子（Brain-derived neurotrophic factor, **BDNF**）來啟動分子連鎖反應的重要性，因為這個反應最終會伴隨神經新生、突觸新生以及血管新生的增加。舉例來說，如果你阻擋了BDNF的產生，那麼這些生長過程就不會在跑步之後被適當地激發，而動物就不會獲得心智上的助益。BDNF的生成大概需要三天的身體運動來增加，而且在運動時會維持在高位，然後會在停止運動後兩週開始衰退。以大腦的健康而言，在訓練停止後身體運動可能因此具有短暫的效果，但這個重要的問題還需要更多研究來解答。

有趣的是，BDNF跟幾個其他生長因子及相關分子也會在整體的血液循環中因為運動而增加。BDNF不能穿越**血腦障壁**（blood-brain barrier, BBB），所以我們仍然不清楚這是怎麼發生的。舉例來說，它可能有助於誘發腦外肌肉生長，或者可能有一個

---

4 R. Stickgold, 'Sleep-dependent memory consolidation,' *Nature*, 437, pp. 1272-1278, 2005.

5 C. Cotman, N. Berchtold and L. Christie, 'Exercise builds brain health: Key roles of growth factor cascades and inflammation,' *Trends in Neuroscience*, 30, pp. 464-471, 2007.

（尚未發現的）分子從血腦障壁外傳遞了ＢＤＮＦ信號給腦內的ＢＤＮＦ——但這些想法都還未經證實。然而，其他生長因子的確可以穿過血腦障壁，所以軀體因子中由運動引起的改變最終會影響到大腦健康，這點已經受到越來越多的關注。好比說，血管內皮生長因子（vascular endothelial growth factor, VEGF）會在血管中受到刺激，然後幫助激發身體中的血管新生，所以血液供給可以跟上肌肉成長。不過ＶＥＧＦ也會穿越血腦障壁並幫忙激發血管新生和神經新生，在「餵養」神經血管壁龕的效果下產生神經新生。

另一個關於軀體因子的重要例子，可能是連結整體健康和大腦健康的第一型類胰島素生長因子（Insulin-like Growth Factor 1, IGF-1）。運動對血液循環裡的ＩＧＦ－１會產生強大的正向效果，然後反過來幫助降低血糖及預防罹患糖尿病。此外，ＩＧＦ－１會穿過血腦障壁，所以可能是一個透過運動來保護大腦免於過多血糖帶來傷害的機制（如我們在第四章所討論）。相比之下，運動減少許多發炎細胞激素（另一類軀體因子），這個改變也有助於預防發炎性疾病，例如關節炎、動脈粥樣硬化（心臟病），以及剛剛出現過的糖尿病。這些發炎因子中有些也能穿越血腦障壁，所以它們因為運動而帶來的減少也許能幫助大腦遠離發炎損害。

因此我們可以看到，身體運動能透過許多不同的生物途徑來造成正向的大腦改變。有些是屬於中樞的，在腦內而且對大腦來說是獨特的；其他是屬於軀體的，可以讓嘉惠整個身體健康的生理適應轉移到大腦。我們很難對中樞與軀體機制的相對重要性下結論，而且就像大多數用在大腦上的二分法，應該都是錯的。柯曼（Cotman）教授對此做了很好的總結：

運動已經有很長一段時間被視為專門藉由增強肌肉、改善心血管健康以及整體循環來影響身體健康。九〇年代中期這個假設開始遭到挑戰。現在運動能對大腦產生非常非常多效果的情況已經為人所知，包括增加突觸、增強神經新生以及建構血管系統。運動也可以改善學習、紓解壓力，並對抗憂鬱症。然而，運動也控制全身的功能。在某種意義上，我們兜了一圈又回到原地。運動以協調的方式進行，並從周圍和中樞雙管齊下來建構身體與大腦的健康。各自都很重要，而且加起來的作用大於單獨行事的總和。從我的觀點來看，這個機制的整體都很卓越。這是身心相連的最好例子之一。

## 一個概念模型

關於運動是如何為大腦健康帶來正向影響的簡單理解，我們能透過圖 9 來呈現。因為許多軀體因子能夠穿越血腦障壁來對大腦的結構和功能發揮正向的影響，所以軀體和中央的途徑都很重要。

醫藥產業對軀體因子能改變大腦表現的概念頗感興趣，如果一顆藥丸就能達到運動的效果，那幾乎就是創造某種聖杯了。美國有一個研究小組——成員包括了澳洲的麥可．唐尼斯（Michael Downes）醫生——透過研究一種特定種類的軀體因子而引發了騷動，而這種因子是從運動中之囓齒動物的肌肉中產生。這些分子對管控所有細胞的新陳代謝至關重要，當動物經過基因改造而過度製造這種化合物時，牠們最後就會（在沒有運動的情況之下）變得精瘦，而且當牠們有機會跑步時，就會變成「超級跑者」，可以跑

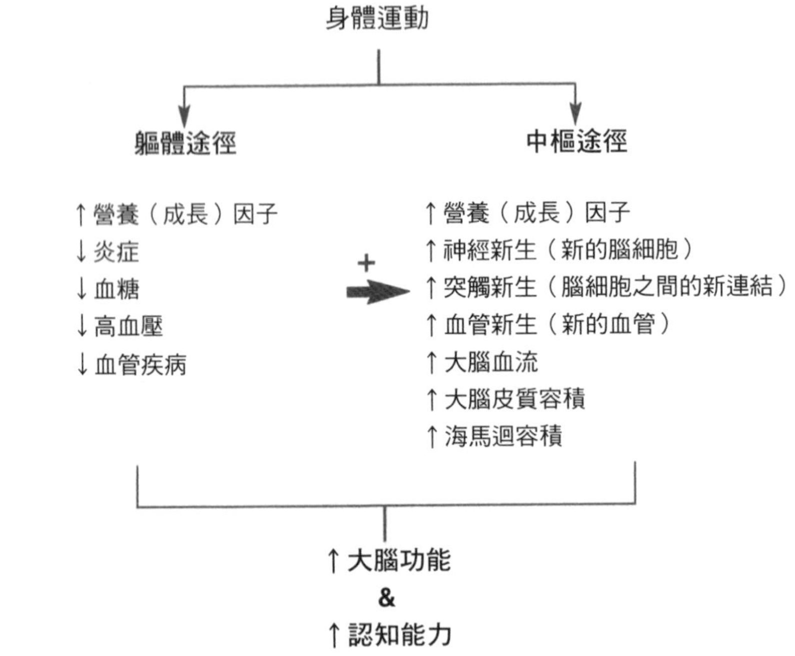


**圖 9**

圖表呈現了身體運動能改善大腦健康和功能的多重機制。

得比一般老鼠快上大約百分之百！當一般的小鼠被餵食含有這些分子的化合物時，牠們也會增加牠們的瘦肌肉量和跑步的持久力。[6] 此外，二〇一一年有另一個研究小組在報告中指出，在一些記憶測試中（此外無他），這種藥同樣能夠幫助大腦功能，增加海馬迴的神經新生。重要的是，這些效果都沒有規律運動所帶來的刺激強。更甚者，這些新陳代謝藥物都含有許多副作用，所以在進行人體試驗前還有很多研究要進行，更別提你當地的藥局。就我個人來說，我不相信有任何一種藥物可以完全模仿身體運動為整體身體健康和大腦健康所帶來的那些驚奇又多方面的正向效果。

## 結論

臨床研究與許多好的基礎科學指出，身體運動能夠有效促進大腦健康，而且對老年人而言，運動也非常有可能可以把認知衰退減到最小。基於這些原因，身體活動代表了**三個關鍵**中，第三個幫助預防失智症的關鍵。

**第七課，身體運動跟大腦健康有關，增加規律身體運動的程度極可能有助於維**

6 V. Narkar et al., 'AMPK and PPARδ agonists are exercise mimetics,' *Cell*, 134, pp. 405-415, 2008.

**持認知功能。**

**建議七，把身體活動與鍛鍊納入你的日常生活。**

所以你該做多少運動呢？當我們談到大腦健康，我們依舊不全然了解運動多少以及什麼類型的運動是最好的。然而，很明白的是，即使是相對溫和地增加身體運動，像是一週三次，精力充沛地走四十五分鐘，也會有幫助。先前的章節有提供很多活動的例子，其中不但描述了好的身體運動，還涵蓋了心智與社交的層面——就是組合三**個關鍵**的理想材料。

至於整體的身體健康，美國運動醫學會與美國心臟協會建議了以下結合有氧與阻抗訓練的運動組合。

**年齡小於六十五歲的人**應該做三十分鐘的溫和運動，而且至少一週五次。溫和運動指的最少是快步走。此外，至少一週要致力於二十分鐘的阻抗運動，像是重量訓練、伏地挺身或仰臥起坐。

至於**年齡大於六十五歲的人**來說，建議一週要做三到四次三十分鐘的運動。溫和運動在這個年齡代表任何不會負擔過重或過輕的運動。此外，一週也建議要在不連續的二天，針對主要肌群進行肌力運動。同時也建議進行規律的伸展與平衡運動來防止跌倒。

# 第10章　把一切綜合起來

## 建議一：心臟健康代表大腦健康——維持健康的血壓

失智症仍然是個謎，而且不僅是對患者自身而言，對於他們的家人、照護者、治療醫生也是如此，而科學家們也奮力想找出新的療法。那些維持核心認知功能的神經機制，像是記憶、注意力、節制及人格，這些都與失智症密切相關但卻依然深陷迷霧當中。此外，我們科學家已經有超過一百年都是用一副古典的眼鏡來看待失智症，所以幾乎是排除一切地專注在一團蛋白質的有無上，也就是本書從頭到尾提到的澱粉樣蛋白斑塊。大概要到近幾年，研究人員才開始把這種備受非議的蛋白質視為正常的生理作用，所以對經典澱粉樣蛋白假說的沉默不安才逐漸開始發聲，並變得更為篤定。我認為唯有透過進一步的反傳統與創新思維才能夠真正找出針對阿茲海默症的革命性新療法。

正確評價血管性失智症跟阿茲海默症之間的緊密聯繫就是這些新想法的一部分。在以人群為基礎的研究中，幾乎所有血管危險因子——高血壓、抽菸、肥胖、糖尿病、高膽固醇——都跟增加罹患血管性失智症**和**阿茲海默症**兩者**的風險有關。在更基本的生物學層面，有越來越多的實驗研究指出，我們如何能夠光靠改變血管因子，例如局部血液供給，就改變了基改動物身上阿茲海默症病狀的發展模式。如今有一些新的假說直接將阿茲海默症的病狀發展與腦血管結構上的弱點聯繫在一起。

好消息是，如此思想開明的態度造成了預防失智症上的一個美好成功。高血壓的治療是唯一被證明能預防罹患失智症的有效醫學療法。**因此，在預防失智症上，我們能做到的第一件最佳作為就是保持健康的血壓**。正如之前所提到的，當我們談到了失智症，確保健康的血壓就變成了如同宗教信仰般重要。

然而，高血壓在老年人口中有很大一部分依然沒有獲得治療。在一個明顯為失智症擔憂的社會當中，這必須被視為不能夠接受的事。事實上，最近一個調查發現，有將近百分之八十的澳洲人並沒意識到高血壓和失智症之間的關聯。顯然我們需要一個新的宣傳活動來教育非專業人員和普通科醫生關於保持血壓正常對大腦的好處。

幸好目前大眾已經對心血管疾病有著非常高的健康知識水準，因此這部分預防失智症的訊息也可以「寄託」於此。我們都知道該怎麼保持心臟健康：避免抽菸、規律運動、飲食均衡、預防過重等等。所以預防失智症的訊息恰好跟預防心血管疾病的訊息無縫接軌：當我們提到失智症，對心臟好的也就是對大腦好的。

顯然我們目前需要的就是將這份認知轉化成行動，畢竟澳洲人過重的比例逐漸增高。現況的持續不僅會導致更大的慢性心臟疾病負擔，也會提升各個年齡層罹患失智症的機率。

## 建議二：像鍛鍊肌肉一樣鍛鍊大腦

我們說對心臟好的就是對大腦好的，反過來看似乎也說得通。身體運動能讓我們的肌肉保持強壯堅韌，尤其是心肌；同樣地，心智訓練對於我們大腦保持強壯堅韌也十分重要。

現在我們已經很難否認心智活動跟降低罹患失智症的風險有關。來自一系列臨床試驗的最有力證據發現，有幾種形式的認知訓練可以降低老年人認知衰退的速度。臨床試驗也開始證明這類心智活動可以用來測量整體的認知能力和日常功能。對此，我們可以在人口研究中建立認知活動跟較低失智症比例之間的強烈聯繫，以及跟許多有益於大腦的變化之間的強烈聯繫。因此，把類似的策略用於預防失智症的可行性也是非常高的。目前世界各地都在進行把失智症的發病機率作為測量結果的臨床試驗。

還有良好的證據指出，把認知訓練結合社交層面與身體運動會比只有認知訓練要來得好。

## 建議三：讓運動變成日常生活中的一部分

長久以來，我們都認為身體運動有助於改善大腦健康，只是因為它有普遍抵禦疾病的效果。但我們現在已經明白，身體運動可以刺激一些腦內的正向生長過程，包括神經新生（新的腦細胞）、血管新生（新的血管），還有最重要的突觸形成（新的大腦連結）。除此之外，許多人類臨床試驗也都指出了運動可以促進更好的認知功能，尤其是在老年人身上。因此，身體運動應該被融入我們的生活方式當中，包括有氧和阻抗運動的兩種元素。

## 建議四：選擇滿足三個關鍵原則的活動

**三個關鍵**原則指的是，有意識地把帶有認知、社交、身體要素的休閒和消遣活動融入你的生活方式裡，尤其是在退休之後。漂亮滿足**三個關鍵**原則的活動，有近乎無限的數量與種類，我們也已經介紹過其中的一些細節。為了在接下來的人生中遵循這個原則以達到防範失智症的最大效果，重要的是你需要在這些活動中獲得樂趣和獎勵。

因此，維持多元的認知、社交及身體活動，是**生活品質**的關鍵。也難怪長久以來，人們都把擁有良好的人際關係、一個令人滿足但同樣具有挑戰性的工作、以及外出享受大自然與環境的能力視為**快樂**的基礎。所以預防失智症等同於把快樂和生活品質最大化，這是似乎是個美妙的等式。

當然，把**三個關鍵**整合到我們的生活方式中，可以改善我們的心血管健康，並把高血壓的風險降到最低，如此一來，就能夠進一步降低我們罹患失智症的風險，使我們可以繼續參與這些帶來意義和歡樂的活動。如果本書有什麼中心思想，那就是我希望大家可以因此開始培養這個良性循環。這個原則不只視身心為一體，也同時承認了腦與心的結合。

## 建議五：世事難料——盡你所能

當我們在人生中面對失智症時，我們無法給予任何保證。無論是因為遺傳基因，或是因為受到我們尚不能完全理解的複雜生物過程的影響，有些人就算遵照了每一個最好的建議，最後還是罹患了失智症。

然而，我們可以把罹患失智症的風險**減到最低**。就算處在強烈的潛在風險之中，我們也可以讓它**延後出現**。就像其他好的風險管理建議一樣，很少有任何建議可以百分之百保證不會有不好的結果出現，取而代之的只有把目標放在盡力降低如此風險的預防策略上。目前，失智症的確就處於這個狀況。

因此，這本書的目標是從數以百計關於失智症的研究、論文，以及常常互相矛盾的發現中提取精髓並加以評估，以讓讀者擁有最好的能力來管控這種情況的風險。正如我們所看到的，在關於失智症狀的研究上，有時候會走到死巷，有時候會有意想不到的一波三折，有時候也會感到失望，但有時候也會有好消息。

或許最好的消息就是一個人罹患失智症的風險並不是固定的。透過改善我們的心血管及大腦健康，我們都有可能降低罹患失智症的風險。更棒的是，就算我們是在晚年才開始轉換生活形態，也一樣可以獲得這些好處。**改變想法（心智）永不嫌晚！**

## 聚焦　總結

### 避免失智症的五大方法

這裡我們總結了之前所提過、預防失智症的最佳辦法，受到最有力證據支持的放在最上面。記住，這些方法不能保證預防失智症，只能降低你的個人風險。

## 一、努力保持健康的血壓

把高血壓降到正常值是目前藥理治療上唯一被證明可以降低失智症風險的辦法。此外，良好的心臟健康與良好的大腦健康之間也有許多的關聯。請記住這個簡單的等式：強壯的心臟＝強壯的大腦。詳情請見第三章。

**★讓醫生檢查你的血壓，如果血壓過高，跟你的醫生討論所有藥物或非藥物上的改善方式。如果只是稍微高於正常值，那麼身體運動就是讓血壓自然降低的最好方式。**

## 二、三個關鍵：心智，身體和社交活動

基本的動物研究、長期的人類研究以及最新的臨床試驗都指出了心智訓練和身體鍛鍊對大腦的好處，尤其是在晚年的時候。社交層面也十分重要，它能夠迫使我們以不同的方式運用大腦，和別人一起完成心智任務比單獨完成要來得有益。詳情請看第七章到第九章。

**★開始一項可以刺激大腦及身體的新消遣、愛好或休閒活動，而且要能跟他人一起做的！**

三、食用富含油脂的魚

食用富含油脂的魚絕對能改善我們的心臟健康，而且這麼做也可能改善我們的大腦健康。目前有試驗正在測試一些可能有效的成分（Omega-3 油脂），看是否能夠降低罹患失智症的風險。詳情請看第四章。

**★一個週要吃二到三次富含油脂的魚類！**

四、以地中海的方式飲酒

如果你有喝酒，要避免酗酒。然而，適當且適量地飲酒可能會帶來一些好處。如果你完全不喝酒，也沒有證據足以說服你應該要開始喝點酒來幫助預防失智症。詳情請看第四章。

**★如果你有喝酒，可以一週幾次，在用餐時飲用一到兩杯的紅酒。**

五、選擇富含天然抗氧化劑的均衡飲食方式

並沒有具體的證據指出，食用任何特定食物（除了魚）可以明確降低罹患失智症的風險。然而，富含天然抗氧化劑的均衡飲食方式確實可以保持我們的整體健康。高度加工的西式飲食方式會增加罹患糖尿病或肥胖的風險，且已經有越來越多的證據把這些跟失智症連結在一起。詳情請看第四章。

**★藉由富含天然抗氧化劑且符合每日能量需求的均衡飲食方式來維持健康的體重！**

# 附錄　專業術語

## A

**Aerobic exercise**
**有氧運動**　193

一種至少持續十分鐘身體運動，能增加心率和呼吸率。

**Alzheimer's Disease (AD)**
**阿茲海默症**　14

**臨床上的**阿茲海默症（或阿茲海默型失智症）指的是一種漸進式的大腦疾病，通常在六十歲後發病，而且和一般的老化有明顯差異。通常會先出現**健忘症候群**，惡化後會損及大多數的**認知領域**和日常機能（也就是失智症）。**病理上的**阿茲海默症指的是顯微鏡下老年人的腦內有高度集中的β澱粉樣蛋白斑塊和神經纖維纏結。並非所有臨床上的阿茲海默症患者都會在死後驗出病理上的阿茲海默症，也不是所有病理上的阿茲海默症案例在生前都有臨床上的阿茲海默症。身上同時擁有阿茲海默型失智症和血管性失智症的人越來越受到矚目。

**Amnestic syndrome**
**健忘症候群**　26

長期有記憶方面的問題，而且比同年齡的人嚴重。

**Amyloid hypothesis**
**澱粉樣蛋白假說**　29

一個關於阿茲海默症病程的傳統假說，主張β澱粉樣蛋白的異常凝塊會因為沈積在大腦的細胞外空間而形成斑塊，進而在記憶問題產生之前造成神經元和突觸的損失。

**Antioxidants**
**抗氧化劑**　66

能抵銷和消除氧化作用的生物化合物。

**APOE gene**
**脫輔基脂蛋白 E 基因** **115**

基因序列（DNA）的一部分，位在第十九號染色體上，能製造脫輔基脂蛋白 E。在人類身上會顯露出四種基因變異的其中一種：APOE2/2、APOE2/3、APOE3/4和APOE4/4。帶有APOE4的人，雖然不如2和3的人多見，卻會增加罹患阿茲海默型失智症的機會。

**Apolipoprotein E**
**脫輔基脂蛋白 E** **108**

一種高度特化的蛋白質，能把膽固醇從星狀膠質細胞運送到神經元內。

**Astrocytes**
**星狀膠質細胞** **108**

腦內最常見的細胞類別，數量比神經元多十倍以上，有許多重要功能，包括把來自微血管的營養提供給神經元並消除和回收廢物。

**Attention**
**注意力** **18**

一個認知領域，指的是能夠專注於眼前特定工作的能力，或是能夠同時分心於兩件或兩件以上工作的能力。

**Axons**
**軸突** **38**

個體神經元用來連結彼此的細長延伸，上百萬個軸突聚在一起就能依靠他們用來絕緣的脂肪髓鞘來形成大腦白質，跟無髓鞘的**灰質**相比，肉眼看起來呈現蒼白。

## B

### Beta-amyloid
**β澱粉樣蛋白** 28

由澱粉樣蛋白前驅蛋白的分裂自然生成的一種蛋白質，其分布通常跨越神經元的外細胞膜，尤其是在神經元的突觸區。神經元的活動會增加β澱粉樣蛋白的生成，並透過負回饋來依序減低突觸的活動，所以可能作為一種生理上的功能。（不論原因為何）高濃度的β澱粉樣蛋白會沈積在神經元間的細胞外空間，因此形成**澱粉樣蛋白斑塊**。這部分根據傳統的阿茲海默症假說，帶有神經毒性，也是疾病的起點。

### Blood-brain barrier (BBB)
**血腦障壁** 203

血腦障壁指的是位於構成大腦血管的細胞之間，那個非常緊密的接合區，所以只有非常小的分子能經由血液直接抵達大腦。

## C

### Calcium channel blockers
**鈣離子通道阻斷劑** 55

一種抗高血壓藥物，在一項研究中被發現能夠預防患有高血壓的老年人罹患失智症。

### Cerebral infarction
**腦梗塞** 45

中風的同義詞，大腦局部的血液供應突然減少，導致腦細胞功能障礙和死亡。

### Cerebrovascular disease
**腦血管疾病** 37

這是一個廣泛的詞，涵蓋一連串跟腦部血液供應有關的潛在病狀，包括**大血管疾病**和**小血管疾病**，前者像是血管阻塞造成的中風或主要血管出血，後者則是涵蓋負責輸送營養到腦細胞的微血管受損。

**Cerebrovasculature**
**腦血管分布** 43

供給大腦的血管系統。動脈、小動脈和微血管（按大小次序）供應富含養分的血液，而小靜脈和靜脈則把養分耗盡的血液送回心臟。

**Cholesterol**
**膽固醇** 45

一種脂肪化合物，在腦部以外的地方，主要來自於飲食，而且由肝臟嚴密調控，至於腦內則是由星狀膠質細胞製造。低密度脂蛋白膽固醇是膽固醇的主要運輸形式，進入身體細胞後會被儲存起來。高密度脂蛋白膽固醇是細胞排除膽固醇的主要形式。膽固醇是所有細胞的細胞外膜中，關鍵的成分，尤其是神經元。

**Cholesterol lipid rafts**
**膽固醇脂筏** 109

膽固醇以漂浮的「筏」或平台融入神經元的細胞外膜，膽固醇脂筏對一連串的神經功能來說非常重要，包含**突觸傳導**。

**Cognitive domains**
**認知領域** 18

一種分類系統，可以把針對人類日常機能很重要的技能和能力分類成概略群組。例如，記憶、注意力、問題解決和節制。

**Correlation**
**交互作用** 32

兩個變數之間的線性關係，所以一方的定量增加會導致另一方的可預期增量。

**Cortisol**
**可體松** 150

腎上腺在遇到壓力的時候，會分泌一種荷爾蒙到血液循環裡。它的生理功能原本是消炎，然而，對於海馬迴裡的敏感神經元來說，卻是特別毒。

## D

### Dementia
**失智症** 14

一種不可逆的臨床症候群，通常會從記憶問題開始漸漸失去認知功能，然後惡化影響到日常機能和活動。常常在老年時發病（也就是散發型失智症），卻並非總是如此，因為還有早發型失智症的例子。兩個主要的相關病程為阿茲海默症和腦血管疾病。

### Dose-dependent effect
**劑量依隨效應** 184

一種特別有效的研究類型，發現研究中的干預和風險因子不單跟顯著的結論**有關**，每次逐步增加干預的劑量或風險因子的層級時，都能**預測**到相應增加或減少的結果。跟**交互作用**的概念緊密相關。

## E

### Effect size
**效應值** 191

統計學上特定干預相對於控制組的效力值，效應值越大代表研究要到達統計上的顯著結果，其所需的患者群越少，反之亦然。

### Environmental enrichment
**環境豐富化** 148

一種來自齧齒動物領域的操縱實驗，把動物從原本的標準住處移到空間更大、同伴更多的籠子，裡頭還放有更多用來探索的玩具和迷宮以及用來運動的滾輪。經過幾十年的研究，有一個普遍的發現，就是豐富化可以改善動物的認知和運動功能，以及增加一連串的大腦變量。

**Extracellular space**
**細胞外空間** 29

在大腦內指的是**神經元與星狀膠質細胞之間**的空間，裡頭充滿的液體最後會被排入**腦室**。

## F

**Folate**
**葉酸** 125

在綠葉蔬菜中發現的維生素，在子宮中對胎兒的神經發育非常重要，成年之後為生成蛋胺酸這種胺基酸所必需。增加葉酸的服用量可以降低同半胱胺酸。

## G

**Gamma-secretase**
**γ分泌酵素** 109

生成β澱粉樣蛋白的關鍵酵素之一，被所有神經元的細胞外膜包覆，特別是在突觸區域。

**Grey matter**
**灰質** 221

由神經細胞本體所構成的大腦組織。因為這部分是無髓鞘神經元，所以肉眼看起來顏色會比有髓鞘的白質更深。

## H

**High-density lipoproteins (HDLs)**
**高密度脂蛋白** 106

請見膽固醇。

**Hippocampus**
**海馬迴** 29

海馬迴是一對摺疊如香腸狀的構造（**海馬迴**在希臘文中是指**海馬**），位於大腦底部深處，對記憶功能（尤其是**情節記憶**）非常重要，也是第一個受到阿茲海默型失智症影響的大腦區域。在成年後，海馬迴是腦內特許的區域，因為裡頭有一個不斷產生神經新生的分部。

**Homocysteine**
**同半胱胺酸** 125

代謝蛋胺酸的副產物，在天生具有罕見基因變異的兒童身上會特別多，而且他們多半會有嚴重的心理與心臟疾病。同半胱胺酸也會因為缺乏**葉酸**或**維生素B12**的膳食攝取或不明原因（高同半胱胺酸血症）而稍微提升，高同半胱胺酸血症被認為跟心臟疾病、中風的風險提升有關，但這點近期已經受到質疑。高同半胱胺酸血症可以透過葉酸／維生素B12的攝取而獲得改善，雖然這在臨床上的顯著性仍然備受爭議。

## I

**Inhibition**
**節制** 18

一個認知領域，跟以下的能力有關：抑制我們的原始「本能」反應、在給定情況下做出反應、從一些選項中選擇最適當的反應。

**Ischemia**
**局部缺血** 58

一個器官或器官的局部缺乏足夠的血液供給。

## L

**Low-density lipoproteins (LDLs)**
**低密度脂蛋白** 105

請見膽固醇。

# M

**Memory**
**記憶** 18

一個主要的認知領域，涉及我們如何編碼、保留，然後取回資訊。情境記憶指的是我們針對特定事件的記憶；語意記憶指的是我們所存關於世界的知識。其他記憶分類包括了視覺空間 vs 語文記憶，還有短期 vs 長期記憶，所有這些都有不同的神經生物學基礎。早期的阿茲海默型失智症主要影響到情境、視覺空間與短期記憶的功能。

**Metabolic X syndrome**
**X 代謝症候群** 78

在西方的中年人口中有出現越來越多的診斷。指的是臨床症狀不明顯的異常，包括葡萄糖耐受性、膽固醇、高血壓和過重。儘管一個人在各方面的情況可能都剛好低於這些異常狀態的診斷門檻，但這些臨床症狀不明顯的異常狀態如果加總在一起，就會讓人處於慢性健康問題的高風險當中。

**Microvascular disease**
**小血管疾病** 80

出現在腦內極細小血管分布上的所有慢性病狀，包括微血管受損、微出血、少量膽固醇堆積及小中風。

**Mild Cognitive Impairment (MCI)**
**輕度認知障礙** 132

一種認知障礙情況的劃分，學理上這種症候群介於失智症及健康大腦的老化之間。輕度認知障礙會增加一個人罹患失智症的機率，但並非所有具有輕度認知障礙的人最後都會罹患失智症。

**Mixed dementia**
**混合型失智症** 48

一種經由驗屍而來的診斷，已經逐漸受到學界認可。罹患臨床失智症的人在驗屍後被發現同時具有典型的阿茲海默症病狀與腦血管病狀。混合型失智症在在罹患失智症的群體中占有很高的發生比例，大約有百分之二十八到百分之四十五。

**Myocardial infarction**
**心肌梗塞** 45

心肌缺血造成心肌死亡，通常就是指心臟病。

## N

**Neural stem cells (NSCs)**
**神經幹細胞** 152

在成人的大腦中，指的是仍然具有潛能可以複製，然後長成許多不同腦細胞的其中一種。因此，神經幹細胞對成人的**神經新生**來說是必需的，在成人身上存在於兩個主要的地方：在**腦室**內邊附近和**海馬迴**的分部。

**Neurofibrillary tangles**
**神經纖維纏結** 31

阿茲海默症的兩個病理特徵之一（另一個是$\beta$澱粉樣蛋白斑塊），指的是在細胞內有高密度的tau蛋白聚集，tau蛋白是一種自然產生以組成神經細胞骨架的蛋白。

**Neurogenesis**
**神經新生** 149

一種生成新神經元的生理過程。在懷孕階段，當大腦生成時，理論上會有大規模的神經新生，然後持續發生於整個兒童時期，最後實際停止於青春期。然而，在整個成人時期和晚年，大腦的腦室附近仍然會有持續發生的神經新生，這些新生的細胞會被送到嗅球和海馬迴以豐富化局部神經環路。成年人的神經新生對正常記憶功能和心情調適有何重要性，目前仍然備受討論。

**Neurons**
**神經元** **5**

腦細胞的三大類別之一（另外兩種是**星狀膠質細胞**和寡突細胞）。神經元在訊息的傳導、轉化、過濾與整合上都扮演了關鍵的角色。訊息以不同的放電頻率來溝通，所以神經元被稱作「可興奮性細胞」，因為他們在細胞外膜內外具有可以快速變換的電位差。一個神經元由細胞本體與延長的構造組成，稱為樹突與軸突。軸突負責將放電頻率從細胞本體送到其他的神經元，因此被絕緣的脂肪髓鞘所包覆；樹突負責接收由其他細胞軸突傳遞出來的放電模式。一個神經元的軸突與另一個神經元的樹突溝通放電模式的確切地點在一個稱作「突觸接合區」的微小間隙。據估計，人類的大腦裡有一億個神經元，每個神經元可能都有高達一萬個突觸接合區。

**Neurotoxic**
**神經毒性** **29**

任何能殺死神經元的過程，不管是生化反應或試劑，都被稱作神經毒性。在培養皿（即試管）中有神經毒性的未必會在現實生活（活體）中也具有神經毒性，反之亦然。

**Neurotransmitters**
**神經傳導物質** **114**

因為軸突脈衝而被釋放的神經傳導物，會擴散越過**突觸接合區**，然後在第二個神經元的樹突端被神經傳導物質受體給偵測到。當足夠的神經傳導物受體被激發後，就會產生新的脈衝。所有會影響人類心智狀態的藥物——從非法藥物到酒精、香菸、麻醉劑和抗憂鬱藥——都以不同方式在突觸接合區作用於神經傳導物的釋放和吸收上。

## O

**Oxidation** 66

**氧化**

一個正常的生化過程，電荷會從一個化合物轉移到另一個化合物。氧化通常經由體內的天然抗氧化劑來維持平衡。然而，損傷、壓力或疾病帶來的過度氧化會產生有害身體的自由基，這種超氧化物會破壞細胞。維生素C是一種天然的抗氧化劑。

## P

**Problem solving** 18

**問題解決**

一個認知領域，涵蓋適應新環境、尋找世界中的模式、克服挑戰與思考替代方案等能力。

**Pseudodementia** 16

**假性失智症**

出現在年長憂鬱症患者身上的記憶及其他認知問題，嚴重到好像得了失智症一樣，造成診斷上的困難。假性失智症在治療憂鬱症後可以得到解決，但失智症只會變得更糟。

## R

**RCT** 52

**隨機對照試驗**

隨機對照試驗是醫學真相的最後仲裁者。一個特定的患者群在特殊的情況下，是否有些治療是真的有效（或無效），只能透過隨機對照試驗來準確評估。受試者通常就像丟銅板一樣被隨機分配到採取治療或使用安慰劑（控制組），而且他們通常不到實驗結束不會知道自己是哪一組。這可以確保知情與否這個可能影響結果的背景變數能夠在各組之間被公平以待，因此把他們的影響減到最低。

**Resistance exercise**

**阻抗運動** 193

一種身體運動，涵蓋了短時間內爆發的活動，需要主要肌群來發出最大的力量，也需要反覆練習，每次循環之間也要休息。

## S

**Somatic growth factors**

**軀體生長因子** 203

從人體器官（例如，肌肉、肝臟等）釋放到血液循環裡的分子。在第八章中，這指的尤其是反應身體運動而釋放的分子。

**Stroke**

**中風** 34

又稱作腦梗塞，是大腦組織因為失去血液供而死亡，肇因通常是主要的腦血管因為脂肪斑塊的堆積而堵塞，或是比較小的血管因為剝落的血栓上行而堵塞。這些腦血管比較容易堵塞，因此會影響到他們供給血液的大腦區域，然後導致特定的症狀。這些症狀包括突然失去某一邊腿、手臂或臉的力量，以及突然出現理解障礙、言語障礙和言語理解障礙，還有突然失去視力、一隻腳突然站不穩。這些狀況如果有任何一項發生，正確的反應就是**叫救護車**並盡快送**往急診**。從發生症狀到躺上病床的這段時間，是直接預測中風結果的依據。

**Synapses**

**突觸** 33

位在軸突末端的特化一端，亦為樹突的起始端，是神經元之間溝通的地方。神經元之間不會直接接觸，而是透過稱為**突觸接合區**的微小空間來傳遞資訊。一個神經元可能會跟其他神經元有數千個突觸連接。阿茲海默症殺死大腦各處的大量突觸，在失智症裡喪失突觸其實是造成心智障礙的最大生物因素。

**Synaptic junction**
**突觸接合區** 42

神經元之間的微小空間，特化於傳送經過軸突放電頻率編碼的資訊。當電化學脈衝抵達位於軸突末端的突觸接合區時，這股能量會被轉換成許多不同類型的**神經傳導物**來加以釋放。當足夠的神經傳導物受體被激活，新的脈衝就形成了。

**Synaptogenesis**
**突觸新生** 33

神經元之間形成的新生突觸，無時無刻都在發生。**豐富化**是促進新生突觸形成的特強刺激，所以複雜的心智活動被認為可以增加大腦整體的突觸數量。

## T

**Transfer of Effect**
**效力轉移** 191

指的是臨床上的干預效果是否超乎了原先縮小範圍聚焦的部分。舉例來說，身體運動的干預就是效力轉移的良好示範，因為它造成的結果不僅類化到身體健康的改進，同時也類化到了認知功能的改善。認知訓練（腦力訓練）研究的主要挑戰就是要展現出原本只以認知技能為基礎的訓練，其效力轉移超乎了原本鎖定的認知部分。

## V

**Vascular Dementia**
**血管性失智症** 15

一種由腦血管疾病造成的失智症，在中風過的人身上特別常見（高達百分之三十的人在中風過後的十二個月內得到）。早期的診斷較為困難，因為記憶障礙不如注意力、節制、以及問題解決的部分來得常見。一個人身上同時出現血管性失智症和阿茲海默型失智症的案例越來越多。

**Ventricles**
**腦室** 38

位於大腦深處的構造，裡頭充滿了液體，負責製造浸泡整個大腦的腦脊髓液，還有腦脊髓液的循環。

**Vitamin B12**
**維生素 B12** 124

一種合成蛋胺酸的必需維生素，蛋胺酸為組成蛋白質的基本元素。

## W

**White matter**
**白質** 38

大腦組織，由神經元的軸突組成。由於軸突被富含脂肪的髓鞘覆蓋，所以這個組織的顏色看起來比灰質還要蒼白。

## Y

**Younger onset dementia (YOD)**
**年輕型失智症** 118

超過百分之九十五的失智症病例都是散發型或晚發型，也就是在大約六十幾歲以後才發生。然而，這些年輕型失智症患者（小於六十歲）的需求不僅獨特還需要更多的關注。年輕型失智症在某些患者身上是跟特定的基因突變有關，而這種基因又跟 β 澱粉樣蛋白有關，而其他患者則沒有任何已知的遺傳途徑。年輕型失智症也稱為早發性失智症。

# 附錄　參考資料

Access Economics, *The Dementia Epidemic: Economic impact and positive solutions for Australia*, Canberra, 2003.

American Heart Association, *Fish Consumption, Fish Oil, Omega-3 Fatty Acids and Cardiovascular Disease*, November 2002.

D. Ames, and C. Ritchie, 'Antioxidants and Alzheimer's disease: Time to stop feeding vitamin E to Dementia patients,' *International Psychogeriatrics*, 2007, 19:1-8.

K.J. Anstey, et al., 'Smoking as a risk factor for dementia and cognitive decline: A meta-analysis of prospective studies,' *American Journal of Epidemiology*, 2007, 166(4):367-78.

L. Bazzano, K. Reynolds, K. Holder and J. He, 'Effects of folic acid supplementation on risk of cardiovascular diseases: A meta-analysis of randomized controlled trials,' *JAMA*, 2006, 296:2720-6.

G. Biessels, S. Staekenborg, E Brunner, C. Brayne and P. Scheltens, 'Risk of dementia in diabetes mellitus: a systematic review,' *Lancet Neurology*, 2006, 5:64-74.

A.G. Bostiom, et al., 'Nonfasting plasma total homocysteine level and stroke incidence in elderly persons: The Framingham Study,' *Annals of Internal Medicine*, 1999, 131:352-5.

C. Boushey, S. Beresford, G. Omenn and A. Motulsky, 'A quantitative assessment of plasma homocysteine as a risk factor for vascular disease: Probable benefits of increasing folic acid intakes,' *JAMA*, 1995, 274:1049-57.

H. Brodaty and K. Berman, 'Interventions for family caregivers of people with dementia' in R.T. Woods and L. Clare (eds), *Handbook of Clinical Psychology of Ageing*, 2nd edition, John Wiley & Sons, Chichester, UK, 2008, pp. 549-69.

H. Brodaty, A. Green and L-F. Low, 'Family carers for people with dementia' in J. O'Brien, D. Ames and A. Burns (eds), *Dementia*, 3rd edition, Arnold, London, 2005, pp. 118-31.

J.R. Cracchilol, et al., 'Enhanced cognitive activity—over and above social or physical activity—is required to protect Alzheimer's mice against cognitive impairment, reduce A, deposition, and increase synaptic immunoreactivity,' *Neurobiology of Learning and Memory*, October 2007, 88(3):277-94.

H. Doge, et al., 'A randomized placebo-controlled trial of ginkgo biloba for the prevention of cognitive decline,' *Neurology*, 2008, epublished ahead print.

B. Draper, *Dealing with Dementia*, Allen & Unwin, Sydney, 2005.

L.R. Drew and A.S. Truswell, ''Wernicke's encephalopathy and thiamine fortification of food: Time for a new direction?', *The Medical Journal of Audtralia*, 1998, 168:534-5.

M.Ellinson, J. Thomas and A. Patterson, 'A critical evaluation of the relationship between serum vitamin B12, Folate and total homocysteine with cognitive impairment in the elderly,' *Journal of Human Nutrition and Dietetic*, 2004, 17:371-83.

Y. Freund-Levi, M. Eriksdotter-Jonhagen, T. Cederholm, H. Basun, G. Faxen-Irving, A. Garlind, I. Vedin, B. Vessby, L.O. Wahlund and J. Palmblad, 'Omega-3 fatty acid treatment in 174 patients with mild to moderate Alzheimer disease: OmegAD study: a randomized double-blind trial,' *Archives of Neurology*, October 2006, 63(10): 1402-8.

O. Hanon and F. Forette, 'Treatment of hypertension and prevention of dementia,' *Alzheimer's &*

*Dementia*, 2005, 1:30-37.

G. Kempermann, *Adult Neurogenesis*, Oxford University Press, 2006.

K. Langa, N. Forster and E. Larson, 'Mixed dementia: Emerging concepts and therapeutic implications,' *JAMA*, 2004, 292:2901-8.

Bruce Lee, *The Tao of Jeet Kune Do*, Ohara Publications Inc., 1975.

D.M. Lloyd-Jones, J.C. Evans and D. Levy, 'Hypertension in adults across the age spectrum: Current outcomes and control in the community,' *JAMA*, 2005, 294:466-72.

M. Malouf et al., 'Folate with or without vitamin B12 for cognition and dementia,' *Cochrane Review*, The Cochrane Library, Issue 4, John Wiley & Sons, Chichester, UK.

M. Mazza, A. Capuano, P. Bria and S. Mazza, 'Ginkgo Biloba and donepezil: A comparison in the treatment of Alzheimer's dementia in a randomized placebo-controlled double-blind study,' *European Journal of Neurology*, 2006, 13:981-5.

MRC CFAS, 'Pathological correlates of late-onset dementia in a multicenter, community-based population in England and Wales,' *Lancet*, 2001, 375:169-75.

J.O'brien et al., 'Vascular cognitive impairment,' *Lancet* Neurology, 2003, 2:89-98.

G.W. Rebok et al., 'Training and maintaining memory abilities in healthy older adults: Traditional and novel approaches' *Journals of Gerontology: SERIES B'*, Progress in Neuropsychopharmacology & Biological Psychiatry, 2005, 29:1152-61.

P.Sachdev, 'Homocysteine and brain atrophy,' *Progress in Neuropsychopharmacology &*

*Biological Psychiatry*, 2005, 29:1152-61.

P. Sachdev, Homocysteine and Alzheimer disease: and intervention study. *Nature Reviews Neurology*. 2001, 7:9-10.

M. Savaria Morris, 'Homocysteine and Alzheimer's disease,' *Lancet Neurology*, 2003, 2:425-8.

S. Scheff and D.A. Price, 'Synaptic pathology in Alzheimer's disease: A review of ultrastructural studies,' *Neurobiology of Ageing*, 2003, 24:1029-46.

L. Shobab, G. Hsiung and H. Feldman, 'Cholesterol in Alzheimer's disease,' *Lancet Neurology*, 2005, 4:841-52.

R. Terry et al., 'Physical basis of cognitive alterations in Alzheimer's disease: synapse loss is the major correlate of cognitive impairment,' *Annals of Neurology*, 1991, 30:572-80.

*Understanding Younger Onset Dementia*, Alzheimer's Australia Quality Dementia Care Series, 2008, available at www.alzheimers.org.au.

M. Valenzuela et al., 'Neural stem cells for neuropsychiatric disorders,' *Acta Neuropsychiatricc*, 2007, 19:11-26.

M. Valenzuela et al., 'Lifespan mental activity predicts diminished rate of hippocampal atrophy,' *PLoS One*, 2008, 3(7):e2598.

M. Valenzuela, M. Breakspear and P. Sachdev, 'Complex mental activity: Molecular, cellular and cortical network mechanisms,' *Brain Research Reviews*, 2007, in press.

M. Valenzuela and P. Sachdev, 'Can cognitive exercise prevent the onset of dementia? A systematic review of randomized clinical trials with longitudinal follow up,' *American*

*Journal of Geriatric Psychiatry*, 2008, in press.

J. Verghese et al., 'Leisure activities and the risk of dementia in the elderly,' *New England Journal of Medicine*, 2003, 348:2508-16.

S.L. Willis et al., 'Long-term effects of cognitive training on everyday functional outcomes in older adults,' *JAMA*, 2006, 296:2805-14.

B. Wolozin, 'Cholesterol and the biology of Alzheimer's disease,' *Neuron*, 2004, 41:7-10.

# 面對失智的勇氣

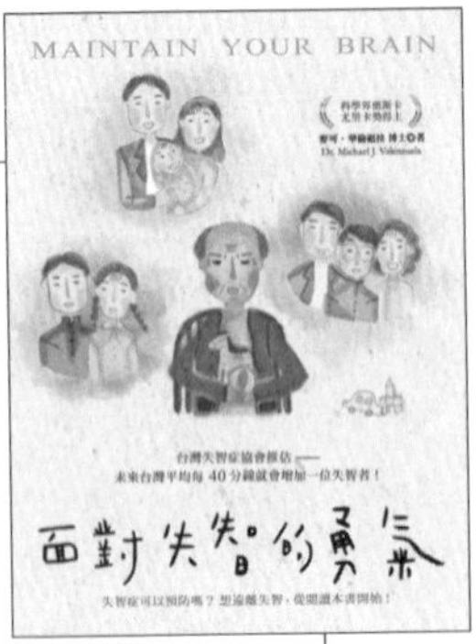


作者　麥可．華倫祖拉（Michael J. Valenzuela）
譯者　游仁

發行人　林敬彬
主編　楊安瑜
副主編　黃谷光
編輯　黃暐婷
內頁編排　黃谷光
封面設計　張雅翔
編輯協力　陳于雯
出版　大都會文化事業有限公司
發行　大都會文化事業有限公司
11051 台北市信義區基隆路一段 432 號 4 樓之 9
讀者服務專線：（02）27235216
讀者服務傳真：（02）27235220
電子郵件信箱：metro@ms21.hinet.net
網址：www.metrobook.com.tw

郵政劃撥　14050529 大都會文化事業有限公司
出版日期　2017 年 05 月初版一刷
定價　320 元
ISBN　978-986-5719-96-8
書號　Health+103



大都會文化 METROPOLITAN CULTURE

國家圖書館出版品預行編目（CIP）資料

面對失智的勇氣 / 麥可．華倫祖拉作．-- 初版．
-- 臺北市 : 大都會文化, 2017.05
240 面 ; 17×23 公分
ISBN 978-986-5719-96-8（平裝）
1. 失智症
415.934　　106003685